TIM LOBINGER

# VERLIEREN
## IST KEINE OPTION

TIM LOBINGER

# VERLIEREN IST KEINE OPTION

Mein Kampf gegen den Krebs

riva

**Bibliografische Information der Deutschen Nationalbibliothek:**
Die Deutsche Nationalbibliothek verzeichnet diese Publikation in der Deutschen Nationalbibliografie. Detaillierte bibliografische Daten sind im Internet über http://d-nb.de abrufbar.

**Für Fragen und Anregungen:**
info@rivaverlag.de

Originalausgabe
1. Auflage 2018


Nymphenburger Straße 86
D-80636 München
Tel.: 089 651285-0
Fax: 089 652096

Dieses Werk wurde vermittelt durch die AVA international GmbH Autoren- und Verlagsagentur, München.



Autor: Tim Lobinger unter Mithilfe von Brigitte von Imhof
Redaktion: Matthias Teiting
Umschlaggestaltung: Isabella Dorsch, München
Umschlagabbildungen: © Georg Teigl (U1), Getty Images/Ian Walton (U4)
Abbildungen im Bildteil: © Tim Lobinger, Alina Lobinger sowie Getty Images/Thomas Niedermueller (erstes Bild)
Satz: Daniel Förster, Belgern
Druck: GGP Media GmbH, Pößneck
Printed in Germany

ISBN Print 978-3-7423-0566-4
ISBN E-Book (PDF) 978-3-7453-0121-2
ISBN E-Book (EPUB, Mobi) 978-3-7453-0120-5

*Weitere Informationen zum Verlag finden Sie unter*

www.rivaverlag.de

Beachten Sie auch unsere weiteren Verlage unter www.m-vg.de

# INHALT

# VORWORT

## VON JOSHUA KIMMICH

Ich habe Tim 2013 im Trainingslager am Walchsee kennengelernt. Damals war ich frisch zu RB Leipzig gewechselt, und Tim war der Athletiktrainer der ersten Mannschaft. Aufgrund einer Verletzung hatte ich in den ersten Monaten sportlich viel mit ihm zu tun, und es hat sich von Anfang an ein spezielles Verhältnis entwickelt. Es hat mir unglaublich viel Spaß gemacht, mit ihm zu arbeiten.

Schon recht früh habe ich gemerkt, dass Tim über ein ganz besonderes Gespür im Umgang mit Menschen verfügt. Seine Zuverlässigkeit, aber auch die Tatsache, dass er Konflikten nicht aus dem Weg geht, sondern die Dinge offen und ehrlich anspricht, machen ihn zum perfekten Trainer, Kollegen und Trainingspartner.

Egal, in welchem Verhältnis man zu Tim steht, der Spaß kommt niemals zu kurz. Mit seinem total verrückten Humor gelingt es ihm nahezu immer, die Menschen in seinem Umfeld zum Lachen zu bringen, auch wenn ihnen eigentlich nicht zum Lachen zumute ist. Diese positive Art ist absolut ansteckend! Tim hat immer ein Lächeln im Gesicht, man spürt in jedem Moment, wie sehr ihm seine Arbeit Spaß macht. Es ist ein Leichtes für ihn, andere Menschen zu motivieren und anzutreiben.

Nach meinem Wechsel zu Bayern München blieb unser Kontakt weiter bestehen, und als er dann 2016 selbst nach München kam, entwickelte sich eine noch engere Freundschaft und Zusammenarbeit.

Den Leistungssportler Tim Lobinger habe ich leider nicht aktiv verfolgt, aber selbst als Trainer ist sein Ehrgeiz grenzenlos. Er gibt sich mit nichts zufrieden, will immer mehr, immer höher hinaus! Es ist beeindruckend, wie detailversessen, fleißig und kreativ er arbeitet. Viele Trainingsgeräte baut er selbst, und er entwickelt immer wieder neue Trainingsformen und Übungen, wodurch das Training abwechslungsreich bleibt und stets zugeschnitten ist auf das Befinden des Athleten.

Irgendwann zu Beginn des vergangenen Jahres ist mir während des Trainings aufgefallen, dass er nicht mehr jede Übung vor- und mitgemacht hat. Das war bis dahin noch nie vorgekommen, weshalb ich mir sofort gedacht habe, dass etwas nicht in Ordnung ist. Als ich ihn darauf ansprach, erzählte er mir, dass er sich seit Wochen schlapp und müde fühle. Sein Arzt hatte eine Blutarmut bei ihm festgestellt, konnte sich jedoch nicht erklären, wie diese zustande kam.

Ich habe mir nichts weiter dabei gedacht.

Etwa einen Monat später war die Ursache dann klar. Tim rief mich an und redete nicht lange drum herum. »Ich war heute Morgen wieder beim Arzt, und es gibt jetzt eine Diagnose. Ich habe Leukämie.«

Boom!

Das »Aber« ließ nicht lange auf sich warten: »… aber die Ärzte sagen, dass die Heilungschancen wohl ganz gut sein sollen und ich in sechs Monaten wieder raus sein kann.«

Dieses »Aber« war typisch für ihn: Sieh das Positive! Zeig keine Schwäche! Stark bleiben! Lass niemanden wissen, wie es wirklich in dir aussieht!

Mich persönlich traf die Nachricht wie ein Schlag. Ein Schlag, bei dem man nicht weiß, was gerade passiert und wie man darauf reagieren soll. Für mich war es total surreal, dass dieser Mann, mein Freund, mit dem ich nur ein paar Tage vorher noch trainiert hatte, Krebs haben sollte. Wie war das überhaupt möglich, dass ein 44-jähriger Athlet, der ein Leben lang Sport getrieben hatte, sich gesund ernährte, kaum Alkohol trank und keine Zigaretten rauchte, nun Blutkrebs hatte?

Mir war bewusst, dass sich Tims Leben nun komplett verändern würde, aber ich hatte keinen blassen Schimmer von dem, was genau auf ihn zukommen würde. Leukämie bedeutet Blutkrebs. So viel war klar – aber was nun? Was konnte ich tun, um meinem Freund zu helfen? War es überhaupt möglich zu helfen? Und was hätte ich selbst von einem Freund erwartet, wenn ich in einer solchen Situation gewesen wäre?

Fragen über Fragen, auf die ich selbst keine Antworten finden konnte.

Schon während des Telefonats mit Tim hatte ich nicht das Gefühl gehabt, dass da Angst aus ihm sprach, keine Wut, kein Selbstmitleid. Natürlich war es auch für ihn unmöglich, so schnell zu realisieren, was die Diagnose für Folgen haben würde.

Tim dann während der Krankheit zu erleben, war für mich beeindruckend. Es war beeindruckend, wie ein Mensch ein solches Schicksal annimmt, damit umgeht, die Krankheit wieder aus seinem Leben schaffen möchte, und zwar so schnell wie möglich.

Ich wollte ihn zu keiner Zeit drängen, mir seine Ängste und Gefühle anzuvertrauen. Aber mir war wichtig, ihm zu signalisieren, dass ich als Freund für ihn da sein würde und er mit mir über alles sprechen konnte, wenn er das wollte.

Bei unseren Treffen merkte ich, dass es ihm am meisten Freude machte, wenn ich von den Neuigkeiten in meinem Leben erzählte. Trotz seiner misslichen Lage interessierte er sich für alles, was bei mir passierte, freute sich, hakte nach, wollte alles genau wissen.

So blöd es auch klingt, aber in der Phase, in der es ihm am schlechtesten ging, hat er mir vermutlich mehr geholfen als ich ihm!

Für mich war es faszinierend, wie ein Mensch, der sich in einer solchen Lebenslage befindet, es schafft, eine solch positive Energie und Lebensfreude auszustrahlen und auf sein Gegenüber zu übertragen. Trotz all der Unterstützung war es Tim immer bewusst, dass er diesen Gegner aus eigener Kraft würde besiegen müssen. Es war ein Kampf zwischen ihm und dem Krebs, aber auch ein Kampf gegen sich selbst.

Schon als Leichtathlet ging es bei ihm jeden Tag darum, die eigenen Grenzen zu überwinden. Ich sehe sein »Sportler-Gen« als den Schlüssel zum Erfolg an. Er hat früh gelernt, mit Rück- und Tiefschlägen umzugehen, diese zu bewältigen und gestärkt daraus hervorzugehen. Er hatte schon immer diesen unheimlichen Ehrgeiz in sich, den Willen, seinen Körper zur Höchstleistung zu pushen, sich jeden Tag aufs Neue auf ein fast schon übermenschliches Level zu heben.

Als Nicht-Sportler ist vielleicht schwer nachzuvollziehen, was für eine mentale Stärke und Ausdauer es braucht, um Tag für Tag, Training für Training, Wettkampf für Wettkampf immer wieder an sein körperliches Maximum zu gelangen. Man wird stets an seinen besten Leistungen gemessen, an der besten Version von sich selbst, speziell in der Leichtathletik. Erreicht man einen Rekord, besteht das neue Ziel darin, diesen Rekord zu verbessern. Es wird der eigene Anspruch, immer bei 100 Prozent zu sein, um dieses Ziel zu erreichen.

Jeder Mensch hat schlechte Tage, aber als Sportler ist ein schlechter Tag keine Ausrede. Man muss funktionieren, man will funktionieren. Man will es sich selbst beweisen. Man will den anderen Tag für Tag sein »bestes Ich« zeigen und sich weiter verbessern.

An dem Punkt, an dem andere aufgeben, passiert bei Tim etwas anderes. Er akzeptiert den Punkt so lange nicht, bis es ihm gelungen ist, sich darüber hinwegzuarbeiten. Aufgeben und Schwäche zeigen, das wird nie eine Option für ihn sein. Und das ist auch der Grund, warum ich niemals darüber nachgedacht habe, dass es ihm nicht gelingen könnte, diesen Kampf zu gewinnen.

Auch bei ihm selbst hatte ich nie das Gefühl, dass er daran zweifelte. Es wirkte nicht, als würde er einen Kampf gegen den Tod führen – es schien vielmehr ein Kampf darum, wieder er selbst sein und das tun zu können, was er liebt und wofür er lebt: endlich wieder unbeschwert Zeit mit seiner Familie und den Menschen und Dingen zu verbringen, die ihm wichtig sind.

Wenn ich Tim jetzt sehe und beobachte, dann merke ich, dass er trotz seines endlosen Perfektionismus nun eine absolute Zufriedenheit erlangt hat, die ihm für immer bleiben wird. Diese Zufriedenheit und der Stolz darüber, sein Ziel erreicht zu haben, geben ihm eine Ausgeglichenheit und innere Ruhe, die aus ihm herausstrahlen.

Er ist kein komplett neuer Mensch geworden, aber es ist spürbar, dass sich seine Ansichten und Werte geändert haben. Es fällt ihm leichter, Wichtiges von Belanglosem zu unterscheiden. Er weiß seine Probleme besser einzuordnen und die schönen Dinge noch mehr wertzuschätzen.

Lieber Tim, es war bewundernswert für mich zu sehen, dass du dein Leben nicht auf die Krankheit reduziert hast, dich nicht selbst bemitleidet hast, sondern stets versucht hast, die schönen Dinge des Lebens zu sehen. Du hast niemals den Mut und den Humor verloren und bist der Beweis dafür, dass es trotz der Krankheit möglich ist, glückliche Momente zu erleben. Durch dich ist mir bewusst geworden, dass man die eigene Gesundheit wertschätzen muss, da sie keine Selbstverständlichkeit ist. Das Leben kann sich vom einen auf den anderen Moment schlagartig ändern, und man hat nicht immer die Chance, diese Veränderungen zu beeinflussen.

Du hast mir gezeigt, dass es wichtig ist zu wissen, was für einen selbst im Leben wirklich zählt. Egal, in was für einer Situation man sich befindet, und egal, wie aussichtslos sie erscheinen mag, es lohnt sich immer, für die Dinge und Personen zu kämpfen, die einem viel bedeuten.

Im Leben wird man immer mit Aufgaben und Problemen konfrontiert, aber: »Das Glück des Lebens besteht nicht darin, wenig oder keine Schwierigkeiten zu haben, sondern sie alle siegreich und glorreich zu überwinden.« (Carl Hilty)

Ich bin dankbar dafür, dich als meinen Freund zu haben, und ich bin unheimlich stolz auf dich.

Du bist ein Riesenvorbild für mich, und du hast es dir verdient, gesund zu sein!

Dein Joshua
(im Januar 2018)

# KREBSTAGEBUCH

In meinem Leben habe ich mir – wie sicher die meisten Menschen – oft Gedanken gemacht über die Schockdiagnose Krebs. Über die plötzliche Konfrontation mit dem Tod. Über die lähmende Angst. Die quälende Prozedur einer Chemotherapie.

Die Realität geht weit über das hinaus, was man sich vorstellen kann. Als ich am 3. März 2017 um 17.35 Uhr erfuhr, dass ich Leukämie habe, blieb meine Welt stehen. Für mich als Stabhochspringer waren Fallhöhen aus sechs Metern so normal wie für andere ein Hüpfer von der Bordsteinkante. Aber als Professor Ulrich Keller das Wort Leukämie aussprach, war der Aufschlag hart. Ich fühlte mich wie ein Fallschirmspringer ohne Schirm. Es gab keinen Moment des Zweifelns, keine Sekunde des Nicht-wahrhaben-Wollens. Die Diagnose war eindeutig. Leukämie. Blutkrebs. Wie ein brutaler Einbrecher hatte sich der Krebs Eintritt in mein Leben verschafft, hatte sich meines Körpers und meines Kopfes bemächtigt – mit nur dem einen Ziel, mich zu vernichten.

Nach der ersten Schockphase begann ich ein Tagebuch über meine Krankheit zu führen. Ich wollte unbedingt aus der Opferrolle herauskommen, in der ich zur Passivität verdammt war. Ich musste irgendetwas tun, um ein wenig Struktur in mein Gefühlschaos zu bringen. Ich musste die Gedanken bändigen, die ohne Kontrolle durch meinen Kopf sausten. Das Schreiben zwang mich, die Dinge zu hinterfragen, die ich nicht verstanden hatte, meine Empfindungen zu benennen und der Realität ins Auge zu blicken. Für mich, den meisterhaften Verdränger und Weggucker, war das eine große Herausforderung.

Das Schreiben hat mir beigebracht, mich auf den Augenblick zu fokussieren, auf das Stück Weg, auf dem ich mich gerade befand. Wenn ich zu weit nach vorn in die Zukunft sah, landete mein Blick unweigerlich in der Worst-Case-Sackgasse. Sah ich zurück, blickte ich auf ein Trümmerfeld.

Das Tagebuch war meine große mentale Stütze bei diesem Höllenritt, ein Freund auf der Reise durch die Höhen und Tiefen einer sechsmonatigen Therapie.

# AM TAG, ALS DAS FALLBEIL KAM

## *Dienstag, 25. Juli 2017*

»Piep, piep, piep, wir haben uns alle lieb. Piep, piep, piep, guten Appetit!«

Okki lacht aus vollem Herzen, hebt seine Ärmchen und klatscht in die Hände.

Wir sitzen am Esstisch, meine Frau Alina, unser 21 Monate alter Sohn Okkert, Alinas Mama Brigitte, ihre Tante Traudl und ich. Es gibt Boeuf à la mode mit Semmel- und Kartoffelknödeln, das Traudl auf meinen Wunsch gekocht hat. Das letzte Abendmahl. Ich gebe mich heiter und unbefangen, dabei steckt mir schon seit dem Nachmittag ein dicker Tränenkloß im Hals.

Ich muss Abschied nehmen von meiner Familie, von meinem Zuhause für viele Wochen. Ich muss Abschied nehmen vor allem von Okki, den ich während der gesamten Zeit im Krankenhaus nicht sehen darf. Es gibt zwar kein kategorisches Besuchsverbot, aber erstens würde mein kleiner Sohn den obligatorischen Mundschutz nie und nimmer anbehalten, und zweitens würde es ihn irritieren, seinen Papi *so* zu sehen, nicht in den Arm genommen zu werden – wo Kuscheln doch das ganz große Thema bei uns beiden ist.

Vielleicht bilde ich mir das nur ein: Der Kleine spürt seit Tagen, dass etwas im Busch ist. Nie hat er sich so oft, so eng und so lange an mich geschmiegt. Alina, Oma, Traudl – alle waren zu Statisten degradiert. Papa, nichts als Papa. Und jetzt ist der Moment gekommen, da ich Okki meine körperliche Zuwendung, unser »Männer-Ding«, entziehen muss. Ich habe ihm in den letzten Tagen wiederholt erzählt, dass ich für eine ganze Weile fort sein werde. Dass ich ihn jetzt schon vermisse. Dass er gut auf Mama aufpassen muss. Natürlich kann er meine Erklärungen nicht rational verarbeiten. Aber ich sehe an dem liebevollen und irgendwie irritierten Blick aus seinen blauen Augen, dass er intuitiv checkt, was Sache ist.

Es bricht mir das Herz, und niemand soll es merken. Wir reden über dies und das. Banalitäten, die mir noch einmal das Gefühl von Normalität, von Alltag vermitteln.

Was mir ab morgen blüht, wird alles andere als normal und alltäglich sein: Ich werde für rund sechs Wochen in die Isolierstation im Klinikum rechts der Isar in München eingewiesen und auf den Showdown meines seit vier Monaten andauernden Kampfes gegen die Leukämie vorbereitet werden: die Stammzelltransplantation.

Ohne sie, und das stand seit dem Moment der Diagnose fest, gibt es für mich keine Chance. Morgen in einer Woche wird – so viel weiß ich – ein mir unbekannter junger Mann, der sich irgendwann in seinem Leben für eine Knochenmarkspende entschieden hat, in der Nähe seines Wohnorts das Spenderblut abgeben. Zu meiner Erleichterung wird meinem Spender der quälende Eingriff erspart, der vor Jahren bei einer umfangreichen Knochenmarkentnahme noch unvermeidbar gewesen wäre. Heutzutage bekommt der Spender vor der Abgabe rund eine Woche lang Spritzen in den Bauch, um die Stammzellproduktion anzukurbeln – was natürlich unangenehm ist. Das Prozedere selbst ist aber eher unspektakulär, es ähnelt einer normalen Blutspende.

Kurz nach der Entnahme werden die Stammzellen aus diesem Spenderblut, die in einer Art Schleudergang herausgefiltert werden, über den Zentralen Venenkatheter (ZVK) in meinen Körper übertragen. Der Vorgang wird nicht lange dauern, eine Stunde, vielleicht noch weniger. Es wird nicht wehtun, mit etwas Glück wird es keine Nebenwirkungen geben. Aber ab diesem Moment ist der Startschuss für den Wettlauf um mein Leben gefallen. Wird mein Körper die fremden Stammzellen annehmen? Wird mein neues Immunsystem anspringen?

Damit sich die Spenderzellen bei mir möglichst schnell zu Hause fühlen, beginnt morgen eine umfassende Behandlung zur Vorbereitung der Transplantation, die sogenannte Konditionierung. Sie startet mit einer Hochdosis-Chemo, der fünften seit meiner Diagnose. Sie soll die möglicherweise noch verbliebenen Krebszellen in meinem Körper vernichten. Die neuen Blutzellen müssen hochkomplizierte Prozesse meistern – wenn sie darüber hinaus noch gegen aggressive Krebszellen kämpfen müssten, wäre das womöglich zu viel.

Als Nächstes werde ich Infusionen mit sogenannten Immunsuppressiva bekommen, die mein Immunsystem peu à peu ausradieren – so weit, dass am Tag der Transplantation von mir nur noch ein Hauch übrig sein wird. Wie heißt es in einem Song von Falco: »Muss ich sterben, um zu leben?« Genau so ist es: Ich werde fast sterben müssen, um weiterleben zu können.

Bezeichnenderweise werden die Konditionierungstage mit Minus-Zahlen markiert. Meine morgen beginnenden Kliniktage heißen dann minus sieben, minus sechs, minus fünf und so weiter. Tag null ist Tag der Transplantation. Von da an geht es aufwärts, zumindest was die Zählerei betrifft. Ob es mit mir aufwärtsgeht, wird einzig und allein davon abhängen, wie gut die neuen Stammzellen ihrer Aufgabe gewachsen sind. Sie müssen dann allein klarkommen, den Weg ins Knochenmark finden, sich dort ansiedeln, ein neues, gesundes Immunsystem in meinem Körper aufbauen – und mir ein neues Leben schenken.

Ich weiß nicht, ob es einen Plan B gibt.

Eines dürfte aber feststehen: Es geht um alles oder nichts.

Nach dem Abendessen gehen wir alle eine Runde spazieren. Es hat geregnet, in den Straßen wimmelt es von Pfützen, und Okki, in seinem Matsch-

Outfit, ist in seinem Element. Als es erneut zu regnen anfängt, gehen die Mädels zurück zur Wohnung. Okki und ich bleiben noch. Er furcht mit seinen Gummistiefeln durch das Wasser, quiekt vor Freude und macht seine Skippings, bei denen das Wasser nur so aufspritzt – während mir die Tränen übers Gesicht laufen.

Eine letzte Nacht, ein letztes Frühstück.

Alina hat beim Bäcker frische Semmeln und Brezen geholt. Ich kaue bedächtig, lausche andächtig dem Geräusch des Kaffeeautomaten, fülle noch einmal Wasser und Bohnen nach, leere den Kaffeesatzbehälter.

Alina steht mit dem Autoschlüssel in der Tür und schaut mich sorgenvoll an: »Timmi, wir müssen …«

Okki rollt geschäftig meinen Koffer aus dem Schlafzimmer über den Flur vor die Haustür. Ein letzter Kuss, dann übernimmt Oma.

Ich hieve den Koffer ins Auto, Alina sitzt schon am Steuer.

Als wir losfahren, schaue ich nochmals zum Schlafzimmerfenster, hinter dem Okki meist steht und mir zuwinkt, wenn ich das Haus verlasse. Aber er ist nicht da. Seine Oma will es ihm und mir nicht schwerer machen, als es eh schon ist.

Nun steht er also unmittelbar bevor, der Höhepunkt im schwersten Wettkampf meines Lebens, der am 3. März dieses Jahres begann.

## *Freitag, 3. März 2017*

»Jetzt muss ich mich mal setzen.«

Als Professor Ulrich Keller mit diesen Worten und einem befremdlichen Klang in der Stimme das Gespräch eröffnet, wird mir sofort klar, was die Stunde geschlagen hat.

Sekunden später hat meine düstere Vorahnung einen Namen: Leukämie.

Der Tag hat mit einem Besuch beim Gastroenterologen begonnen. Ich hatte mich über einen längeren Zeitraum schlapp und antriebslos gefühlt und deshalb einen Internisten aufgesucht, der sich auf meine schlechten

Blutwerte keinen Reim machen konnte. Das wiederum hatte eine Reihe von Besuchen bei verschiedenen Fachärzten zur Folge, und heute Morgen stand also die Magen-Darm-Spiegelung auf dem Programm.

Auf dem Weg in die Praxis bekam ich einen Anruf von meinem tags zuvor konsultierten Internisten. Es werde keine Spiegelung mehr geben, denn die Blutwerte hätten eine ganz andere Problematik aufgeworfen. Ich sollte den Besuch beim Gastroenterologen aber nutzen, um die Überweisung ins Klinikum rechts der Isar zu beantragen.

Hatte ich bisher meine Angst vor einer ernsten Krankheit halbwegs im Zaum halten können, erfasste mich nun die Panik. Was war es, das eine sofortige Einweisung ins Krankenhaus erforderlich machte? Warum diese Eile? War ich ein Notfall? Ohne nochmals nach Hause zu fahren und mir ein paar Sachen zu holen, machte ich mich mit dem Auto auf den Weg in die Klinik.

Ich rief meine Frau Alina an und berichtete ihr von meinem neuen Fahrplan. Ich versuchte, so unbekümmert wie möglich zu klingen. Aber ich merkte, wie sich mit jedem Wort, das ich betont munter herausbrachte, am anderen Ende der Leitung die Angst breitmachte.

Und nach einer ersten Untersuchung und quälend langer Wartezeit kam dann Professor Keller und überbrachte mir die Neuigkeiten.

Die Diagnose lautet Plasmazell-Leukämie, eine sehr seltene und aggressive Form der Leukämie. Wir müssten umgehend mit der Behandlung beginnen, erklärte der Professor – die Therapie umfasse eine Reihe von Chemotherapien und eine Stammzelltransplantation. Mein relativ junges Alter und meine Sportlerkonstitution sind offenbar die einzigen Pluspunkte bei diesem Krankheitsbild, in dem es vor Minuspunkten nur so wimmelt.

Die Dauer der gesamten Behandlung gibt Professor Keller mit rund sechs Monaten an.

»Heute in sechs Monaten ist mein 45. Geburtstag«, murmele ich in seine Ausführungen hinein. Als ob das wichtig wäre. Dennoch, es gibt eine Perspektive: Ich bekomme die Gelegenheit zum Kampf. Wobei sich mein Gegner nicht um die Regeln eines fairen Wettkampfs zu scheren scheint. Feige hat er sich aus dem Hinterhalt in meinen Körper geschlichen und mit seiner teuflischen Attacke begonnen. So geschickt, so subtil, so hinterhältig, dass er sich ungehindert an sein zerstörerisches Werk machen konnte, lange bevor ich beziehungsweise die Ärzte ihm auf die Schliche kommen konnten.

Am Montag, also in drei Tagen, steht mit der Entnahme des Knochenmarks der erste wichtige Eingriff an. Das entnommene Knochenmark wird im Labor analysiert werden, woraus sich Rückschlüsse auf die Natur der bösartigen Blutzellen ergeben sollen. Dann erst kann die Therapie individuell auf mich abgestimmt werden.

Anders als bei anderen Krebsarten lässt sich Leukämie nicht lokalisieren. Einen bösartigen Tumor beispielsweise auf der Niere kann man sich bildlich vorstellen. Doch bei Leukämie ist der Krebs überall da, wo Blut fließt. *Überall.* Und es ist nicht das Blut selbst, das ein Notsignal versendet, sondern ein Organ – die Niere, die Leber, die Milz –, das sich entzündet und nach Hilfe ruft. Wenn das geschieht, hatten die kranken Blutzellen schon alle Zeit der Welt, um sich zu vermehren und großen Schaden anzurichten. Oft ist es dann zu spät. Was die Zellen wohl bei mir schon angerichtet haben?

Die Flut der Informationen überfordert mich. Vieles kann ich nicht behalten und bin zu geschockt, um nachzuhaken. Was ich bei aller Verwirrung allerdings realisiere: Der härteste Kampf meines Lebens ist bereits voll im Gange. Meine Heilungschancen hängen von unzähligen Parametern ab. Die Krankheit kommt mir vor wie ein riesiges Lotteriespiel, und ich kann nur hoffen, dass mein Schutzengel die richtigen Zahlen zieht.

Bevor Professor Keller das Zimmer verlässt, muss ich ihm eine Frage stellen, die mir seit der ersten Sekunde unter den Nägeln brennt.

»Ist meine Krankheit vererbbar? Ich habe drei Kinder …«

Der Arzt kann mich beruhigen. Das sei nicht der Fall.

Puh, wer hätte gedacht, dass es an diesem Tag doch noch eine gute Nachricht gibt.

In der nächsten Minute überfällt mich beim Gedanken an meine Kinder Fee, Tyger und Okkert ein Weinkrampf.

Ich muss Alina anrufen, aber ich weiß, dass mir die Stimme bricht. Also schreibe ich ihr eine Whatsapp-Nachricht: »Ich wollte dir nie eine solche Nachricht übermitteln. Aber die Diagnose steht. Ich habe Blutkrebs und werde ab sofort behandelt. Morgen werde ich von der Inneren in die Onkologie verlegt und dann beginnt gleich die Therapie. Diese geht vermutlich sechs Monate. Heilungschancen sind gut, aber nicht super. Die Krebsform ist nicht erblich, also alles gut für Fee, Tyger und Okkert.«

Alinas Antwort lässt keine halbe Minute auf sich warten: »Ich komme sofort.«

Als sie mein Zimmer im Krankenhaus betritt, steht ihr die Angst ins Gesicht geschrieben. Sie umarmt mich stumm, dann wird sie von einem Weinkrampf geschüttelt. Sie sagt, ihre Mama passt auf Okki auf. Mehr bringt auch sie zwischen den Tränen nicht heraus.

»Ich kann es nicht fassen. Wie kann das denn sein, Timmi?«, wiederholt sie immer wieder.

Wenn ich das nur wüsste. Ich kann es doch auch nicht fassen.

Als ich wieder allein bin, rufe ich meine Schwester Babett in Meckenheim an. Sie wohnt mit ihrer Familie direkt neben dem Haus meiner Eltern. Babett wusste nichts von meinen gesundheitlichen Problemen während der vergangenen Monate und fällt aus allen Wolken. Sie bringt nach dieser Schocknachricht nur ein Stammeln heraus. Irgendwann fasst sie sich, und allmählich kommt die analytische, patente Sportpsychologin bei ihr durch. Gemeinsam überlegen wir, wann ich es unseren Eltern und meinen Kindern sagen werde.

Heute ist auf jeden Fall der denkbar schlechteste Zeitpunkt, denn nebenan ist Papas Geburtstagsfeier im Gange. Am Morgen habe ich ihm zum 75. gratuliert, da wusste ich noch nicht, was für einen schrecklichen Ausgang der Tag nehmen würde und welche »Überraschung« ich für ihn bereithalten würde. Von den Sorgen um meine Gesundheit habe ich natürlich auch ihm gegenüber nichts erwähnt.

Wir einigen uns darauf, dass ich morgen Vormittag mit meiner Familie telefonieren werde. Babett wird zu meinem Sohn Tyger fahren, um ihn nach dem Gespräch aufzufangen.

Wir verabschieden uns. Ich bin leer und erschöpft.

»Ich habe Leukämie. Ich habe Krebs. Ich möchte noch nicht sterben«, flüstere ich allein in meinem Krankenzimmer.

Ich schließe die Augen und sehe nur Blitze. Ich spüre und höre den Puls in meinen Adern pochen.

Dann kann ich endlich einschlafen.

### *Samstag, 4. März 2017*

Wir kennen alle diese Albträume, in denen wir uns während des Träumens wünschen, bitte, bitte aufwachen zu können. Mein Albtraum hier bringt alle Voraussetzungen mit, um daraus erwachen zu wollen. Einige Sekunden nachdem ich die Augen aufgeschlagen habe, muss ich allerdings feststellen, dass das gestern Erlebte kein Albtraum war, sondern die harte Realität.

Wie gelähmt liege ich in meinem Bett. Das ständige Kommen und Gehen der Schwestern nehme ich wie in Trance wahr. Ständig werden Fieber und Blutdruck gemessen, Blut wird mir abgenommen, Infusionsbeutel ausgewechselt. Ich fühle mich wie in einem schlechten Film.

»Das ist echt krass«, sage ich laut vor mich hin – und ernte den fragenden Blick der Frau, die gerade im Badezimmer sauber macht.

Dann rufe ich Fee an. Mein Herz ist schwer. Ich erreiche sie in ihrer Wohnung in Düsseldorf, wo sie Wirtschaftspsychologie studiert. Meine

22-jährige Tochter fängt sofort an zu weinen. Ich bemühe mich um Fassung, schildere ihr detailliert, was in den nächsten Wochen und Monaten auf mich zukommt. Ich versuche, so unbesorgt und positiv wie möglich zu klingen. Aber sie geht mir nicht auf den Leim, sie kennt mich.

»Papa, du musst gesund werden. Versprich mir das«, bringt sie schluchzend hervor.

Ich verspreche es ihr. Was denn sonst.

Tief durchatmen. Tyger anrufen.

Leider merkt auch mein 18-jähriger Sohn sofort, dass ich die Dramatik meiner Lage herunterspielen will. Ich rede beschwichtigend auf ihn ein, weil ich mich vor seiner Frage fürchte, wie groß meine Überlebenschancen sind. Mir bricht es fast das Herz, meinen sensiblen Sohn so verzweifelt zu erleben. Zumindest ist Babett bei ihm, sie hat das nötige Feingefühl, wird die richtigen Worte finden und ihn aufrichten.

Dann wähle ich die Nummer meiner Eltern. Ich habe meinen Vater am Apparat, und erneut versuche ich, meinen Zustand zu bagatellisieren, um ihn nicht in Panik zu versetzen. Aber mein Anruf löst bei meinen Eltern (der Apparat ist auf laut gestellt) lähmendes Entsetzen aus. Der Schock der Nachricht ist wahrscheinlich gepaart mit einem schrecklichen Déjàvu: Ich dürfte 14 oder 15 Jahr alt gewesen sein, als bei meiner Mutter Lungenkrebs diagnostiziert wurde. An die Details kann ich mich nicht mehr erinnern, nur daran, dass eine schreckliche, von Angst und Ohnmacht bestimmte Zeit für die Familie begann. Zum Glück konnte meine Mutter die Krankheit überwinden.

Nun ist es an mir, es ihr gleichzutun.

»Tim, wir wissen, dass du kämpfen kannst«, findet Papa endlich Worte. »Das musst du jetzt zeigen.«

Die Reaktionen meiner Familie und ihre unverhohlene Angst, mich zu verlieren, machen mir endgültig bewusst, wie ernst die Lage ist. Am meisten quält mich die Ungewissheit. Klar, ich habe Leukämie im fortgeschrittenen Stadium, so viel steht unverrückbar fest. Aber erst die weitere Analyse meines Blutes und vor allem meines Knochenmarks wird den Therapiefahrplan im Detail festlegen. Ich tappe komplett im Dunklen, was meine Zukunft betrifft – sofern ich überhaupt eine habe.

Alina kommt. Ich sehe ihr die Spuren der vergangenen Nacht an. Sie trägt Mundschutz, das ist von nun an obligatorisch für alle Besucher, da infolge der Medikamente und Infusionen mein Immunsystem bereits geschwächt ist. Eine Infektion soll unbedingt vermieden werden.

Alina hat einige unserer Freunde informiert. Sie sagt, die verstörten Reaktionen am anderen Ende der Leitung haben sie immer wieder tief getroffen und ihr vor Augen geführt, wie schlimm es mich erwischt haben muss.

Wir sprechen über Organisatorisches. Dass ihre Mutter bei ihr und Okki bleibt, solange ich im Krankenhaus bin. Dass ich meinen Kunden absagen muss, die in nächster Zeit ein Training bei mir gebucht haben. Dass sich meine Schwester um alles kümmern wird, was Arztrechnungen und Krankenversicherung betrifft.

Das ständige Kommen und Gehen der Schwestern und Pflegekräfte hält uns vom Trübsalblasen ab.

Später kommt noch mein Freund und Geschäftspartner Christian Jund. Er hat meine Whatsapp-Nachricht erhalten und sich gleich auf den Weg in die Klinik gemacht. Auch ihm ist die Erschütterung anzumerken.

»Tim, das kann doch jetzt alles nicht wahr sein!«, ruft er und rauft sich die Haare.

Schwer zu sagen, wer wen mehr aufbauen muss.

## *Sonntag, 5. März 2017*

Ich hatte einen beängstigenden Traum. Ein Mann in einem schwarzen Mantel hat mich in die Tiefgarage verfolgt. Ich war zwar schneller als er, aber er tauchte immer und immer wieder auf. Schwer atmend lag ich wach. Und in dem Gefühl, wach zu sein, sah ich über mir einen dunkelgrauen Mantel schweben, der nicht verschwinden wollte. Ich glaube, ich schlief dann wieder ein, und als ich vom Krankenhausbetrieb endgültig geweckt wurde, war der Spuk weg.

Ich bin erleichtert. Gleichzeitig lähmt mich die Gewissheit, dass meine Krankheit Realität ist. Ich lese die E-Mails und Whatsapps von den engen Freunden und Bekannten, denen Alina Bescheid gegeben hat. Auch wenn mir niemand wirklich Trost spenden kann, so bin ich gerührt und dankbar für die große Anteilnahme.

Jeder von uns kennt dieses Gefühl von Befangenheit und Unsicherheit im Umgang mit der schweren Krankheit eines Menschen, der uns nahesteht. Viele glauben, sie sollten sich besser zurückhalten und den Betroffenen nicht mit Anrufen, E-Mails oder Ähnlichem belästigen – weil man ja ohnehin nicht viel Tröstliches, Aufbauendes zu sagen hat. Jetzt weiß ich, dass dies der falsche Weg ist. Anteilnahme ist nie peinlich, nie unangebracht, nie nervig. Es ist einfach nur wohltuend, wenn so viele Menschen ihr Mitgefühl ausdrücken. Auch meinen Trainingskunden, denen ich absagen muss, sage ich, was Sache ist. Was soll ich lange um den heißen Brei herumreden. Ich habe Krebs, es gibt bis auf Weiteres keine Termine bei mir.

Joshua Kimmich, der junge DFB-Nationalspieler, ruft mich voller Sorge an. Joshua ist 2013 als 19-Jähriger unmittelbar nach dem Abitur zu RB Leipzig gekommen, wo ich ihn als Konditionstrainer betreut habe. Er laborierte damals an einer Verletzung herum und konnte nur dosiert trainieren, weshalb wir viel Zeit miteinander verbrachten. Ich wurde so eine Art Vertrauensperson für ihn und konnte ihm durch meine positive Energie (so beschreibt er es, nicht ich) wieder auf die Beine helfen. Im Sommer 2015 wechselte er zum FC Bayern. Und als wir ein Jahr später nach München zogen, meldete er sich sofort bei mir und fragte, ob er bei mir trainieren könnte. Über die Zeit sind wir gute Freunde geworden. Nun versuche ich, Joshua zu beruhigen – darin habe ich in den vergangenen Stunden Routine entwickelt. Ich erkläre ihm, dass ich fest entschlossen bin, diesem Scheißkrebs die Stirn zu bieten.

Ansonsten herrscht weiterhin reger Berufsverkehr in meinem Zimmer. Ein ständiges Checken und Wechseln der Infusionsbeutel, ein ununterbrochenes Blutdruck- und Fiebermessen, die Fragen nach meinem Befinden, das Reinigungspersonal, das herumklappert, das ganze Programm … Meine Werte sind instabil. Ich bekomme Blutkonserven und Blutplättchen sowie jede Menge Cortison, um die hohen Entzündungswerte in meinem Körper zu reduzieren.

Endlich finde ich etwas Ruhe zum Nachdenken. Wie lange ist es wohl her, dass sich der Krebs bei mir eingenistet hat? Ich habe mich das vergangene halbe Jahr ungewöhnlich schlapp und antriebslos gefühlt. Das Training mit meinen Kunden hat mich schnell erschöpft. Auch das ständige Nasenbluten hätte mich warnen müssen. Allerdings habe ich den Gedanken, ernsthaft krank zu sein, erfolgreich verdrängt und meine Schwäche dem vielen Stress in die Schuhe geschoben, der in dem gesamten Jahr mein Leben bestimmt hat. Der Umzug von Leipzig nach München, der Aufbau des Studios, die vielen Baustellen in meinem Leben – das alles schien mir die Ursache zu sein für meine angeschlagene Form.

Mitte Oktober 2016 gab es allerdings einen Weckruf, der mich auf jeden Fall hätte alarmieren müssen. Ohnehin hatte ich in letzter Zeit häufig das Gefühl gehabt, mein Herz müsste sich wahnsinnig anstrengen, um das Blut durch meinen Körper zu pumpen, aber an diesem Tag war es besonders schlimm. Die Schmerzen in der Brust waren so heftig, dass ich nicht einschlafen konnte. Panik machte sich breit. Ich legte mein Handy auf das Kopfkissen, um den Notdienst anrufen zu können.

Da sich die Beschwerden im Laufe der Nacht legten und am darauffolgenden Morgen so gut wie verschwunden waren, betrachtete ich den Zwischenfall als abgehakt. Ich stornierte das Vorhaben, zum Arzt zu gehen, und selbstredend erwähnte ich den nächtlichen Zwischenfall gegenüber Alina nicht. Sowieso hatte ich in diesen Tagen bis zu sechs Kunden zum Training im Studio und keine Zeit für einen Arztbesuch. Wie blödsinnig das im Nachhinein klingt.

Alina hatte sich schon länger Sorgen um mich gemacht und drängte mich, endlich einen Medizin-Check machen zu lassen. Das ständige Nasenbluten, die fahle Haut, die matten Augen – für sie lag auf der Hand, dass etwas mit mir nicht stimmte. Aber ich wiegelte ab, schob alles auf den Stress und versprach ihr, mich demnächst gründlich untersuchen zu lassen. Es sollte bei dem Versprechen bleiben. Und was unternahm ich gegen die immer stärker werdenden Schulterschmerzen? Ich nahm noch mehr Schmerzmittel, die stärksten, die ich ohne Rezept bekommen konnte.

Mir ist nicht klar, ob ich irgendwo ganz hinten im Gehirnstübchen eine düstere Ahnung hatte. Wenn dem so war, funktionierte die Verdrängung vorerst mithilfe meines Mantras: Ich bin jung, ich bin Leistungssportler, ich rauche und trinke nicht, also bin ich vor ernsthaften Krankheiten gefeit. Wie ignorant, wie arrogant. Darüber kann ich heute nur noch den Kopf schütteln.

Das Nasenbluten verschwand nicht wieder, auch eine vermeintliche Nebenhöhlenentzündung hielt sich wochenlang. Anfang Februar ließ sich nicht mehr leugnen, dass irgendetwas bei mir im Argen lag. Ich schickte meinem Sportarzt Frank Styra, dem leitenden Arzt am Olympiastützpunkt Bayern, eine SMS: »Hallo Frank, sorry für die späte Störung, aber bei mir geht's dahin. Die vermutliche Sinusitis und das wochenlange Nasenbluten lösen nun heftige Kopfschmerzen aus, wenn ich mich bücke. Der Alltag funktioniert nicht mehr richtig. Zu welchem Arzt soll ich gehen?«

Ich landete am 7. Februar bei einem Hals-Nasen-Ohren-Arzt, der sich meine Erkältungsprobleme ansah und einen Termin für eine Schädel-Computertomografie (CT) organisierte. Der Verdacht auf einen Tumor im Kopf sollte entkräftet werden. Das Wort Tumor ließ mir einen Mordsschreck bis tief in die Glieder fahren und hallte noch lange nach. Auf meinen Wunsch hin wurde dann ein Blutbild erstellt. Außerdem wurden spezielle Nasentropfen gegen das Nasenbluten verschrieben, die ich noch an diesem Tag nahm.

Die CT ergab den Befund Pansinusitis, eine entzündliche Erkrankung der Nebenhöhlen. Es wurde auch gleich ein OP-Termin am 22. Februar festgelegt. Zu meiner unbeschreiblichen Erleichterung konnte ein Tumor im Kopf ausgeschlossen werden. Dann ging es zügig voran mit weiteren Untersuchungen: Ultraschall von Herz, Leber, Niere, Milz, Prostata. Das Herz schien eine krankhafte Veränderung aufzuweisen, außerdem wurden die Blutwerte als auffällig beschrieben. Bevor ich in Erfahrung bringen konnte, was diese Auffälligkeiten konkret bedeuteten, saß ich schon beim Lungentest. Eine Untersuchung zur Belastung durch Schwermetalle wurde durchgeführt. Meine Hirnaktivität wurde gemessen. Da alles auf einen schweren Erschöpfungszustand hinauslief, erhielt ich eine Vital-Infusion, dann wurde erneut Blut abgenommen.

Am 14. Februar suchte ich die Praxis von HNO-Arzt Rainer Jund auf. Rainer ist der Bruder meines Freundes Christian. Ich wollte eine zweite Meinung bezüglich der bevorstehenden Kopf-OP einholen, die mir wegen der schlechten Blutwerte doch sehr riskant erschien. Rainer meinte auch, dass unbedingt die Ursache für das schlechte Blutbild gefunden werden müsste. Eine Pansinusitis führe nicht zu solchen Werten, meinte er, deswegen sollten schlimmere Erkrankungen wie Magen-Darm-Ursachen oder auch eine Leukämie ausgeschlossen werden. Das Wort Leukämie stand zum ersten Mal im Raum. Es löste bei mir noch keine Alarmglocken aus. Ich habe es nur am Rande wahrgenommen, weil meine Gedanken vorrangig um die Absage der OP kreisten.

Die nächsten Tage waren ausgefüllt mit Blutuntersuchungen und verschiedenen Vital-Infusionen. Dann gab es eine Panne mit einer meiner Blutproben, an die Luft herangekommen war, weshalb sie sich nicht verwerten ließ. Also das Ganze noch einmal von vorn. Wegen des bevorstehenden Wochenendes verstrichen wieder einige Tage, in denen mich die bange Ungewissheit fast auffraß. Die für den 22. Februar geplante OP sagte ich eigenverantwortlich ab.

Die darauffolgenden Tage waren ein einziges Gehetze zwischen meinem Sportstudio und den Arztterminen. Ich wollte meinen Kunden nicht ständig absagen. Immerhin gab es auf medizinischer Seite einmal etwas Positives zu vermelden: Die Auffälligkeiten am Herzen konnten nach einem intensiven Herz-Ultraschall nicht bestätigt werden. Die nächste Station beim Ärzte-Marathon sollte eine Magen-Darm-Spiegelung sein. Am Freitag, dem 3. März, fuhr ich in die Praxis zur Vorbesprechung des Eingriffs, der für den darauffolgenden Montag geplant war. Wie schon erwähnt, endete dieser Tag mit der Notfall-Einweisung ins Klinikum rechts der Isar.

Und von da an war nichts mehr so, wie es einmal war.

Noch gelingt es mir, die Angst um mein Leben zurückzudrängen. Ich muss auf die Kunst der Ärzte vertrauen, den Fortschritt der modernen Medizin. Aber ich bin extrem dünnhäutig. Ein Schluckauf macht mich stutzig. Ein kurzes Husten wirft die Frage auf, ob der Krebs vielleicht schon die Lungen angegriffen hat. Der FaceTime-Anruf von Alina und Okki haut mich völlig aus der Bahn. Ich vermisse meinen kleinen Sohn so schmerzlich. Er hat mir in den vergangenen Wochen und Monaten so viel Kraft, Lebensfreude und Liebe gegeben. Egal, wie kaputt, besorgt oder niedergeschlagen ich war – der kleine Mann hat allein mit seiner Anwesenheit jede dunkle Wolke vertrieben.

Auf diese Kraftquelle werde ich bis Ende der ersten Chemo verzichten müssen. Ich bin schlapp, vermutlich von den Infusionen, die permanent in meinen Körper geleitet werden. Den Versuch, E-Mails zu schreiben, gebe ich schnell auf – mit den Schläuchen in beiden Unterarmen ist das ein schwieriges Unterfangen. Ich widerstehe der Versuchung, meine Krankheit zu googeln. Alina hat mir davon abgeraten. Auf den meisten, oft veralteten Seiten sieht es mit den Heilungs- beziehungsweise Überlebenschancen wohl zappenduster aus. Wie mir aber Professor Keller wiederholt versichert hat, gelten für mich die Überlebensstatistiken nur bedingt. Meine Therapie ist komplett neu, daher gibt es keine aussagekräftigen Erfahrungswerte. Ich werde also voll und ganz auf die Kunst meiner Ärzte und die Fortschritte der Medizin vertrauen.

Die Eigenverantwortung aufgeben, die anderen machen lassen, fremde Hilfe annehmen – für mich ist das eine ungewohnte Situation und sicher ein wichtiger Lernprozess. Ich habe meine Geschicke immer selbst in die Hand genommen, habe meine Entscheidungen eigenverantwortlich gefällt. Schon in der Oberstufe des Gymnasiums hatte ich einen Vertrag mit dem Leichtathletikverein TSV Bayer 04 Leverkusen. Der bescherte mir ein monatliches Grundeinkommen, das weit über das übliche Schülertaschengeld hinausging. Als ich 18 wurde, kaufte ich mir von meinem Geld ein eigenes Auto, und zwar einen gebrauchten Fiat Uno mit 45 PS. Und so ging es weiter.

Bis jetzt.

# DER WETTKAMPF MEINES LEBENS

## *Montag, 6. März 2017*

Die Nacht ist unruhig. Das Atmen fällt mir schwer, und das macht mich panisch. Am Morgen geht es zuerst in die Radiologie zur Skelett-Computertomografie. Den Rollstuhl habe ich abgelehnt, aber auf dem Rückweg komme ich ganz schön außer Puste. Jetzt geht es zur Knochenmarkentnahme. Meine Blutwerte machen den Ärzten Sorge, die Gerinnung ist schlecht. Vermutlich ist die Krankheit doch schon weiter fortgeschritten als vermutet. Was hat das alles zu bedeuten?

Dann wird es ernst. Es gibt nur ein Lokalanästhetikum, denn für eine stärkere Betäubung sind meine Blutwerte einfach zu schlecht. Es beginnt die Bohrung des Knochens. Himmel, tut das weh! Meine Knochen sind offenbar so hart, dass der Arzt erst nach 40 Minuten ein Stück herausstanzen kann. Zehn Minuten werde es dauern, hieß es zuvor. Mit einer feinen Nadel wird das Knochenmarkblut abgesaugt. Die Einstichstelle wird mit einem Pflaster verbunden, darauf wird für eine halbe Stunde ein kleiner Sandsack gelegt, um ein Nachbluten zu verhindern.

Uff, diese Prozedur wird es nicht in die Hitparade »Die schönsten Momente in meinem Leben« schaffen …

Alina kommt. Sie sieht total mitgenommen aus und ahnt, was ich an diesem Tag schon durchgemacht habe. Ein normales Gespräch kommt nicht zustande, weil bei uns beiden die Stimme unter Tränen versagt. Außerdem kommen ständig Schwestern herein. Alina hält es nicht mehr aus, sie muss raus aus diesem Zimmer, raus in die frische Luft, raus aus der bedrückenden Enge und will dann wiederkommen. Wie ich später erfahre, hat sie in ihrer Niedergeschlagenheit und Hilflosigkeit Professor Kellers Nummer gewählt. Er erkannte sofort Alinas Verzweiflung und versprach, in zehn Minuten bei mir im Zimmer zu sein und mit uns beiden zu sprechen.

An der Diagnose lässt sich nichts rütteln: Ich habe diese sehr aggressive Plasmazellleukämie. Bei meiner Krankheitsform, die weniger als fünf Prozent aller Leukämieerkrankungen ausmacht, verläuft das Wachstum der Krebszellen durch Teilung besonders schnell. Das erfordert einen besonders engmaschigen Therapieplan – es wird ein Wettlauf mit der Zeit. Eine hochdosierte Chemotherapie muss die geschädigten Zellen vernichten. Mein kaputtes Immunsystem ist irreparabel, weshalb ich ein neues brauche, und das bekomme ich über eine Stammzelltransplantation.

Die Wahrscheinlichkeit, einen geeigneten Spender zu finden, gibt Professor Keller bei einem »kaukasischen Typ« wie mir mit 80 bis 85 Prozent an. Der Spender sollte im Idealfall über identische Gewebemerkmale, sogenannte HLA-Typen, verfügen und einem genetischen Zwilling möglichst nahe kommen. Eltern und Kinder sind in der Regel nicht als Spender geeignet, eher kommen Geschwister dafür in Frage. Vielleicht wird Babett mein »Match«, das wird als Nächstes herauszufinden sein.

Dann hört es Alina auch aus dem Mund des Professors: »Ihnen steht ein schlimmes halbes Jahr bevor. Doch es bestehen gute Chancen, dass Sie gesund werden.«

Wieder liegen wir uns heulend in den Armen. Diesmal sind es Tränen der Erleichterung. Nach vier Tagen quälender Ungewissheit verspüre ich zum ersten Mal so etwas wie Zuversicht und Hoffnung. Die Diagnose Leukämie muss nicht automatisch das Ende bedeuten. Als Stabhochspringer habe ich oft bangen müssen, dass ich die Qualifikation für den Hauptwettkampf oder die Teilnahme an einer Weltmeisterschaft oder den Olympischen Spielen überstehe. Oft klappte es erst beim allerletzten

Sprungversuch. Seit dem Gespräch mit Professor Keller habe ich das Gefühl, dass ich die Qualifikationshöhe geschafft habe – und nun Gelegenheit bekomme, den Hauptwettkampf, sprich: die lebensrettende Therapie zu meistern.

Alina hat nun ein paar detaillierte Informationen erhalten.

»Das ist wieder mal typisch Tim«, sagt sie, »sucht sich keine Null-acht-fuffzehn-Leukämie aus – nein, es muss was ganz Besonderes sein.«

Zum ersten Mal seit Tagen muss ich laut auflachen.

Der Krebs mag mir nach dem Leben trachten. Aber meinen Humor liefere ich ihm nicht freiwillig aus.

Mit einem Anflug von Zuversicht und Ruhe geht es in die Nacht. Ich denke über Alinas locker aus dem Ärmel geschüttelte Bemerkung nach. Klar habe ich mir die höchst seltene, höchst aggressive Plasmazellleukämie nicht »ausgesucht«. Aber ein Fünkchen Wahrheit steckt dahinter. Im Sport galt ich nicht zu Unrecht als Exzentriker, und da passt es ins Gesamtbild, dass ich es nun mit einer ausgemachten Leukämie-Rarität zu tun habe.

Ich wurde immer wieder gefragt, weshalb ich bei der komplexesten aller Sportarten gelandet bin: Stabhochsprung, wo in kürzester Zeit über 20 verschiedene Bewegungen aufeinander abgestimmt werden müssen. Ich hatte alle möglichen Disziplinen ausprobiert: Sprint, Mittelstrecke, Weitsprung, Dreisprung, Hochsprung, Diskus, Speerwurf … Aber die Komplexität des Stabhochsprungs hat mich, den geborenen Tüftler, früh fasziniert. Meine läuferische Schnelligkeit war eine gute Voraussetzung, um auch in dieser Sportart erfolgreich zu sein.

Generell muss ich sagen, dass in meinem Leben an der Leichtathletik kein Weg vorbeigeführt hat. Meine Eltern, Achim und Martina, haben sich in einem Bonner Sportverein auf der Tartanbahn kennengelernt und sind aktive Leichtathleten gewesen, bis sie ihre Berufe als Richter beziehungsweise Lehrerin ergriffen. Meine Mutter war sehr erfolgreich und kämpfte mehrmals um eine Teilnahme bei den Olympischen Spielen. Leider war das Timing der Schwangerschaften nicht perfekt: Erst wurde meine Schwester im Jahr 1967 geboren, ein Jahr vor den Olympischen Spielen in Mexiko-Stadt, dann folgte ich im Jahr der Olympischen Sommerspiele 1972 in München. Ich wurde am 3. September 1972 geboren, »am Olympiasonntag, an dem Heide Rosendahl Olympiagold holte«. Ihr Sohn Danny Ecker war später einer der erfolgreichsten Stabhochspringer, auch er gehört in den immer noch elitären Club der 6-Meter-Springer.

Auch wenn die eigene Karriere nicht in die Gänge kam, blieb meine Mutter eine Leichtathletin mit Herz, Haut und Haaren. Ebenso wie mein Vater steht auch sie bis heute mehrmals wöchentlich auf dem Sportplatz und betreut Kinder und Jugendliche.

Nach dem Umzug von Bonn nach Meckenheim, wo die beiden noch wohnen, gründeten sie in den 1970er-Jahren einen Leichtathletikverein, dem sie sich voll und ganz verschrieben haben. Auf dem Gelände der Leichtathleten-Gemeinschaft Meckenheim wuchsen meine fünf Jahre ältere Schwester Babett und ich auf. Die Weitsprunggrube war unser Sandspielplatz, die Mitglieder im Verein unsere erweiterte Familie. Die Urlaube verbrachten wir meist im Trainingslager. Babett hatte als Teenager beachtliche Erfolge als Hürdenläuferin und war Mitglied der deutschen Jugendnationalmannschaft.

Da meine Eltern für alle Vereinsmitglieder die Anlaufstelle waren, ging es bei uns zu Hause immer zu wie in einem Taubenschlag. Ein einziges Kommen und Gehen. Unsere Tür stand immer offen. Sport war nicht nur Teil unseres Lebens, er war unser ganzes Leben, und ich liebte ihn. Gleichzeitig brauchte ich schon als kleiner Junge meine Auszeiten, in denen ich allein in meinem Kinderzimmer bei meiner Eisenbahn und meinen Legos sein wollte – sicher erste Anzeichen meines später sehr ausgeprägten Eigenbrötlertums.

Nichts war selbstverständlicher, als alle Disziplinen spielerisch auszuprobieren. Daher kam mir die Leichtathletik so entgegen. Ich konnte einfach mein Ding machen. Und der Stabhochsprung, das kristallisierte sich bald heraus, war wie für mich geschaffen. Alle im Verein, ich inklusive, hatten ungeheuren Respekt vor der Komplexität der Bewegungen. Der Stabhochsprung gilt ja nicht nur als die technisch anspruchsvollste leichtathletische Disziplin, sondern auch als die gefährlichste. Typische Verletzungen sind Ausrenkungen des Schultergelenks und Brüche im Schulterbereich. Durch den Absprung werden insbesondere die Patella- und die Achillessehne stark beansprucht. Bei einem eventuellen Unterlaufen des Stabs beim Absprung besteht ein Verletzungsrisiko für den Rücken, der ungebremste Fall in den Einstichkasten kann schwerwiegende Verletzungen zur Folge haben.

Schon der Anlauf ist delikat. Der Stabhochspringer muss mit Stab laufen, was allein wegen des Gewichts ein Nachteil ist, aber auch deswegen, weil er seinen Lauf nicht durch die Armbewegung ergänzen kann. Entscheidend für den Stabhochspringer ist, dass er beim Absenken des Stabes möglichst wenig Geschwindigkeit verliert. Daran scheitern viele, weil sie sich zu sehr darauf konzentrieren müssen, den Stab im Einstichkasten unterzubringen.

Die kleineren Unfälle auf unserer Anlage im Sportverein fand ich durchaus Furcht einflößend, sie erhöhten aber auch die Anziehung. Bald ergab sich der Wunsch, die Disziplin irgendwie zu verfolgen und bestenfalls irgendwann zu beherrschen. Noch vor meinem achten Geburtstag nahm ich an einem Wettkampf teil und übersprang 2,01 Meter. Offiziell war es ein Testwettkampf, denn in diesem jungen Alter waren Wettkämpfe in dieser Disziplin nicht vorgesehen. Es gab keine Siegerehrung. Aber das Feuer war entfacht. Ich wollte das Geheimnis dieses merkwürdigen Sports knacken. Das tägliche Training war hierfür eine der Grundvoraussetzungen. Ich kam dem mal spielerisch nach, mal ernst, aber immer mit viel Spaß und großer Motivation.

Die Wettkampfmodalitäten bei einer großen Meisterschaft sind wie beim Hochsprung. Es gibt einen Qualifikationswettkampf, bei dem sich zwölf Springer für den Hauptwettkampf qualifizieren können. Es muss eine bestimmte Höhe, die festgelegte Qualifikationshöhe, übersprungen werden. Schaffen dies weniger als zwölf Springer, wird das Teilnehmerfeld aufgefüllt. In diesem Fall zählen die ersten zwölf Plätze unabhängig von der Qualifikationshöhe. Der Hauptwettkampf (das Finale) findet meist nach einem Tag Pause statt. Dann geht es um die Medaillen.

Im Wettkampf kann sich jeder Springer seine Einstiegshöhe und auch die weiteren Höhen aussuchen. Er darf nur nicht dreimal hintereinander reißen, sonst scheidet er aus. Der Springer kann also nach einem missglückten Versuch auf einen weiteren Sprung bei dieser Höhe verzichten und ihn auslassen. Er geht die nächste Höhe an und pokert, um seine Gegner unter Druck zu setzen. Überwinden mehrere Springer dieselbe Höhe, gewinnt der Athlet mit den wenigsten Fehlversuchen. Wenn diese gleich sind, gibt es ein Stechen. Es wird also einen Gewinner geben.

In Deutschland gibt es Hochsprungveranstaltungen mit dem Stab etwa seit 1775. Bei den ersten echten Stabhochsprungwettbewerben um 1850 wurden lange, schwere Eschenstangen benutzt, welche die Springer eher zum Klettern als zum Springen benutzten. Bis 1945 war dann Bambus im Einsatz, womit Höhen um oder knapp über vier Meter möglich wurden. Nach dem Zweiten Weltkrieg wurde Aluminium als Material für den Stab verwendet und man konnte bis zu 4,80 Meter springen. Dann kamen Glasfiberstäbe und später Carbonstäbe, die so elastisch waren, dass die Sportler den Stab über den Biegevorgang beim Einstich mit Energie aufladen konnten, die der Stab dann wiederum in einem Katapulteffekt an den Athletenkörper zurückgab.

Mit diesen Stäben öffnete sich der Himmel für neue Höhenflüge. 1993 übersprang der große Sergej Bubka 6,15 Meter – ein Fabelweltrekord, der – nicht zuletzt aufgrund der von Bubka initiierten Regeländerungen – zementiert schien. Doch am 15. Februar 2014 bei einem Hallen-Meeting im ukrainischen Donezk gelang es dem Franzosen Renaud Lavillenie, die Weltrekordmarke um einen Zentimeter zu toppen. Es war dasselbe Meeting, bei dem auch Bubka einst seinen Weltrekord aufgestellt hatte. Und der große Meister war selbst Augenzeuge von Lavillenies Supersprung.

Der Sport generell war das beherrschende Thema in meiner Familie. Gelegentlich unternahmen wir auch »etwas Normales« außerhalb des Sportplatzes. Dazu gehörte, dass wir jeden Samstagmittag in ein jugoslawisches Restaurant zum Essen gingen. Noch heute triezen mich meine Eltern und Babett mit meinem Spleen, bei Lektüre der Speisekarte herumzujammern, wie fürchterlich teuer das alles sei. Ich fand es unerträglich, dass meine Familie so viel Geld für Essen ausgab. Also wollte ich immer nur Pommes frites, weil die am preiswertesten waren. Irgendwann wurde meinen Eltern mein Sparfimmel zu blöd, und sie bestellten zu meinen Pommes einfach ein Wiener Schnitzel mit dazu.

Mit etwa 14 Jahren bekam ich meinen Wachstumsschub und einen Satz langer Beine. In den Gruppen war ich meist der Jüngste, weshalb meine Leistungen deutlich hinter denen der anderen herhinkten, ohne dass ich realisierte – es lag vor allem an meinem Alter. Ich war stets unzufrieden mit meinen Trainings- und Wettkampfergebnissen. Am Ende dieser Saison stand ich jedoch in der deutschen Bestenliste der A-Schüler im Stabhochsprung mit einer Höhe von 3,46 Meter an der ersten Stelle. Ich verschlang Bücher über verschiedene Trainingsmethoden, mit denen die Bibliothek bei uns zu Hause reich bestückt war. Vier Jahre später sprang ich mit 5,32 Metern deutschen Jugendrekord.

Im Alter von 22 Jahren war ich in der Weltspitze angekommen, und in der darauf folgenden Hallensaison war ich mit übersprungenen 5,81 Metern die Nummer eins in der Welt. 1996 nahm ich in Atlanta zum ersten Mal an Olympischen Spielen teil (ich wurde Siebter, Olympiasieger wurde der Franzose Jean Galfione), und ein Jahr später war ich der erste Deutsche, der im Freien die magische 6-Meter-Marke knackte.

Ich hatte großes Glück, in Leszek Klima einen wunderbaren Trainer zu haben, der mich menschlich und sportlich geformt und gefördert hat. Leszek hat mich mit 15 Jahren gesichtet und über zehn Jahre trainiert. Und auch danach war er bis zu meinem letzten Wettkampf im Alter von fast 40 Jahren mein wichtigster Ansprechpartner. Er war Freund, sportlicher Ziehvater und Trainer für mich. Er hat mir den Raum zur freien Entfaltung gelassen. Denn für mich waren Selbstbestimmung und Mitspracherecht bei der Planung und Gestaltung des Trainings enorm wichtig.

Was meine Trainer an mir schätzten, war die Tatsache, dass ich das Training geliebt und nie als Belastung empfunden habe. Ich wollte mich im Training schinden und beendete eine Einheit nicht eher, bis ich platt war. Und genau mit diesem erschöpften Körper ging es in die nächste Trainingseinheit. Dieses intensive Erleben von Erschöpfung und Erholung hat mein Leben bereichert. Jeden Tag ein Stück an seine Grenzen zu gehen und jeden Muskel im Körper zu spüren, das war mein Lebensinhalt. Das habe ich geliebt. Der Körper als großes Cockpit, in dem es galt, die richtigen Schalter und Knöpfe zu drücken, um diese gewaltige Maschine jeden Tag am Laufen zu halten und zu verbessern.

Meine Sportart verlangt motorisch so viel, dass es immer was zu trainieren gibt. Eine Begründung für einen leeren Trainingstag gibt es eigentlich nicht, solange es Körper und Geist noch mitmachen. Und auf dieser Grenze habe ich mich immer bewegt. Sicherlich habe ich meine Grenzen oft überschritten und meinen Körper unnötig gequält. Aber mein Kopf war der König und der Körper Untertan. Ich wollte mir im späteren Leben nicht den Vorwurf machen, nicht wirklich alles aus mir herausgeholt zu haben. Ich wollte mir nicht sagen müssen, hättest du mal härter trainiert. Ich wollte mir nie anhören, es hätte am mangelnden Ehrgeiz gelegen. Und so stand ich immer auf dem Gaspedal und versuchte jeden Tag, das Beste zu geben.

Und jetzt muss ich die Verantwortung im Cockpit den medizinischen Experten überlassen. Es gilt einen gefährlichen blinden Passagier aufzuspüren und unschädlich zu machen. Dazu reichen meine eigenen Instrumentarien nicht aus.

## *Dienstag, 7. März 2017*

Es gibt laut Skelett-CT doch schon größere Veränderungen an der Schulter und der Rippe, aber eine Bestrahlung oder Operationen scheinen hier nicht sinnvoll. Weitere Ergebnisse sollen in der kommenden Woche noch reinkommen, dann kann die Behandlung weiter spezifiziert werden. Da das Blut schon heftig angegriffen ist, dürfen wir allerdings keine Zeit mehr verlieren und müssen umgehend mit der Chemotherapie beginnen.

Morgen soll es losgehen mit dem ersten Chemo-Block, der 96 Stunden umfasst. Von da an werden Unmengen von Gift in meinen Körper gepumpt, um die Krebszellen in meinem Körper zu zerstören. Bei diesem Großangriff muss auch viel gesundes Zellmaterial dran glauben. Denn viele Zelltypen haben eine den Krebszellen sehr ähnliche Oberflächenstruktur, die das Zellgift nicht als gesund erkennen kann und daher mit auf die »Abschussliste« setzt.

Ich habe keine Kontrolle darüber, was mit mir geschieht. Die Situation fühlt sich für mich sehr fremd an. Bevor ich jedoch ins Grübeln über meine Befindlichkeiten abdrifte, gebe ich mir einen inneren Ruck: Die Ärzte wissen genau, was sie zu tun haben. Die Leute sind Experten und werden alles tun, um mich durchzubringen. Ich bin allerdings zu erschöpft, um dunkle Gedanken ganz zu verdrängen. Die Gedanken daran, dass ich es nicht schaffen könnte, dass der Krebs schon kurz davor ist, mich schachmatt zu setzen. Ich schreibe eine Whatsapp an unsere Freundin Silvana Karpf: »Und wenn es nach Abschied und weniger nach Genesung aussieht, dann weiß ich Alina und Okki in besten Händen, mit einer starken Familie und einzigartigen Freunden.«

Das muss ich in dieser speziellen Situation einfach loswerden. Vor der morgen beginnenden ersten Chemo stehen noch mehrere Untersuchungen an. Eine Panorama-Aufnahme des Kiefers wird gemacht. Offenbar werden durch die Krebsmedikamente häufig die Kieferknochen angegriffen und zerstört. Aber das ist bei mir nicht der Fall, zumindest noch nicht. Immerhin, zur Abwechslung wieder eine positive Information. Nächster Termin: die Samenspende. Diese Möglichkeit wurde mir von den Ärzten angeboten, da ich nach der Krebstherapie auf jeden Fall unfruchtbar sein werde. Ich bin 44 Jahre alt und habe drei wunderbare Kinder – das Thema ist mir nicht sonderlich wichtig. Aber schaden kann es auf keinen Fall.

Es geht sportlich weiter mit einem EKG und einer erneuten Ultraschalluntersuchung meines Herzens. Eine Ärztin klärt mich auf, dass möglicherweise nicht nur die linke Schulter von der Leukämie befallen ist, sondern auch eine Rippe. Und außergewöhnlich ist bei mir wohl auch, dass ich nur zwei anstatt drei Herzklappen habe.

So viel zum Thema »unverwundbarer Modellathlet«.

Die vielen Informationen machen mich schwindlig. Gut, dass ich heute keinen Besuch mehr bekomme, ich bin einfach zu erschöpft.

Morgen steht der erste Chemo-Block an. Auf in den Kampf!

## *Mittwoch, 8. März 2017*

Es gab in meinem Leben schon früher Berührungspunkte mit der Krankheit Leukämie. 2006 wurde ich von der José-Carreras-Stiftung kontaktiert, ob ich zusammen mit anderen Prominenten bei der nächsten großen Spendenveranstaltung mitmachen möchte. Ich sagte spontan zu. Wie bekannt ist, erkrankte der spanische Startenor im Jahr 1987 an Leukämie. Vor 30 Jahren waren die Überlebenschancen denkbar schlecht. Doch mit einer Knochenmarkstransplantation konnte er nach einjähriger Behandlung die Krankheit besiegen und auf die Opernbühnen der Welt zurückkehren. Aus Dankbarkeit für die medizinische Hilfe, die ihm zuteilgeworden war, gründete er die Stiftung *Fundación Internacional José Carreras para la lucha contra la leucemia*. Sie unterstützt die Leukämieforschung und mobilisiert Knochenmarkspender auf der ganzen Welt. Seit 1995 gibt es die Deutsche José Carreras Leukämie-Stiftung mit Sitz in München.

Der Krebstod von Guido Westerwelle ging mir sehr nahe. Ich habe den FDP-Politiker und ehemaligen Außenminister bei einer Veranstaltung anlässlich des ISTAF-Leichtathletik-Meetings in Berlin kennen- und schätzen gelernt. Ein paar Wochen später waren Alina und ich von Guido Westerwelle und seinem Mann Michael Mronz zum Oktoberfest in München eingeladen. Ich habe die Geschichte seiner Krankheit und Behandlung in der Presse und in Talkshows verfolgt und war erleichtert, dass er mit einer Stammzelltransplantation (wobei der erste Spender abgesprungen war) die Leukämie besiegen konnte. Umso tragischer, dass er ein Jahr nach erfolgreicher Behandlung und Genesung eine Lungenentzündung bekam und am 16. März 2016 im Alter von 54 Jahren starb. Eigentlich wollte ich sein Buch *Zwischen zwei Leben* lesen. Aber dann bekam ich Guido Westerwelles Spiegel-Interview mit der Überschrift »Und dann stirbste« in die Hände. Das hat mich so erschüttert, dass ich mich nicht in der Lage sah, ein ganzes Buch voller Leiden zu ertragen.

Und jetzt bin ich dran. Und es steht nicht zur Debatte, ob ich mir das zumuten kann oder nicht. Jetzt muss sich zeigen, ob es mir beziehungsweise meinen Ärzten gelingen wird, die heimtückischen Feinde in meinem Blut zu bekämpfen.

Am Morgen frühstücke ich mit Alina am Krankenbett, dann geht es zur Untersuchung meiner Schulter. Anschließend wird seitlich am Hals ein zentraler Venenkatheter gelegt. Der ZVK ist ein dünner Schlauch, der durch die innere Halsvene bis vor das Herz geschoben wird. So können die anstehenden Blutkontrollen, Infusionen und Transfusionen mittels des ZVK schmerzfrei und ohne lästiges Anpiken der Vene durchgeführt werden. Das bedeutete, dass wenn ich mich frei bewegen wollte, es nur mit Infusionsständer ging – ich nannte ihn Weihnachtsbaum.

Die Therapie, mit der dem Feind zu Leibe gerückt werden soll, ist wohl neu. Ich habe keinen blassen Schimmer, was da genau in mich hineingepumpt wird. Mir ist jedoch klar, dass ich so ziemlich das Maximum an

Pharmazeutika erhalte, das einem menschlichen Organismus zugemutet werden kann.

Die Liste der Nebenwirkungen und Risiken ist lang, und alle Punkte sind angekreuzt. In meiner körperlich und psychisch desolaten Verfassung ziehe ich es vor, auf eine ausführliche Lektüre zu verzichten. Ich habe das Zepter ohnehin längst aus der Hand gegeben. Ich werde früh genug mit den Nebenwirkungen Bekanntschaft machen müssen. Die Haare werden nach ein paar Wochen ausfallen, das ist hinlänglich bekannt. Und zwar alle Körperhaare, Augenbrauen und Wimpern inklusive, was den Patienten den typischen Krebs-Look verleiht. Mund- und Magenschleimhäute werden aller Voraussicht nach angegriffen, weil, wie erwähnt, die Krebsmedikamente eben zu einem großen Rundumschlag ausholen.

Alina ist bei mir, und es gelingt ihr, die schweren Gedanken beiseitezuschieben. Ständig kommt jemand, um den Infusionsbeutel auszuwechseln, die Anzeigen zu kontrollieren, die Temperatur, den Blutdruck oder einen Wert zu messen und nach meinem Befinden zu fragen. Die Bandbreite der möglichen Reaktionen auf das Zellgift ist offenbar groß, also werde ich von den Schwestern und Pflegern nicht aus den Augen gelassen. Noch spüre ich keine Veränderung. Aber es ist ja auch erst der Anfang.

Dann kommt eine Frau herein, die sich als Seelsorgerin vorstellt. Sie stellt ein paar Aufwärmfragen: Wann ich die Diagnose Leukämie erhalten habe, welche Anzeichen es gegeben hat und so weiter. Dann geht es ans Eingemachte. Die Frau will sicher nur ihren Job machen, aber ich bin nicht bereit, mich mit einer fremden Person über die Angst vor dem Tod zu unterhalten. Ich bin wild entschlossen, den Stier bei den Hörnern zu packen und den Krebs zu besiegen. Ich stelle mir aktuell nicht die Frage: »Warum ich?«, und kann zu diesem von ihr ins Feld geführten Aspekt nichts Konstruktives sagen. Vielleicht ist mir einfach alles zu viel heute. Jetzt, da gerade mit der lebensrettenden Chemo begonnen wurde, finde ich den Schlenker zum Thema Tod ausgesprochen kontraproduktiv.

Jeder Patient ist vermutlich anders. Jeder entwickelt seine eigene Strategie, um mit der beschissenen Situation umzugehen. Sicher vermag die Seelsorgerin Trost zu spenden, wenn sich gerade alle Hoffnungsschimmer in Luft auflösen. Aber noch habe ich nicht das Bedürfnis, mich auf fachliche psychologische Hilfe einzulassen. Vielleicht werde ich sie bald bitter nötig haben, vielleicht komme ich schon bald angekrochen. Aber nicht jetzt, nicht heute.

Kaum ist die Seelsorgerin aus der Tür, kommt Professor Keller. Er sagt, mit den neuesten Untersuchungsergebnissen sei man meiner Krankheit noch genauer auf die Spur gekommen. Leider lasse sich nicht an der Tatsache rütteln, dass es mich besonders schlimm erwischt hat.

Trotz der Schwere meiner Krankheit seien er und sein Team optimistisch, dass ich den Krebs besiegen könne.

»Als Leistungssportler sind Sie ja gewohnt, sich durchzubeißen. Genau diese Fähigkeit können Sie jetzt beweisen«, gibt sich Keller zuversichtlich.

Ich erfahre fast beiläufig, dass ich kurz vor einem Nierenversagen gestanden habe. Oh Mann, bei mir ist es wirklich fünf vor zwölf. Hätte ich noch länger gewartet, wäre ich wohl in nicht zu ferner Zeit kollabiert und ins Koma gefallen. Möglicherweise mit multiplem Organversagen ... das wär's dann gewesen für mich.

Professor Keller spricht noch einmal das Thema Stammzelltransplantation an. Bei vielen Leukämiepatienten genügen eine oder mehrere Chemotherapien, um die bösartigen Blutzellen zu vernichten. Bei mir werde die Chemo allein nicht ausreichen. Die Transplantation verspreche jedoch große Heilungschancen.

Generell unterscheidet man zwischen autologer und allogener Transplantation. Bei der autologen werden die eigenen Stammzellen des Patienten verwendet. Früher wurden die eigenen Stammzellen mittels einer Knochenmarkpunktion entnommen, weshalb man auch von einer Knochenmarktransplantation sprach. Heute können die Stammzellen durch eine Art Blutwäsche gewonnen werden, der sogenannten Stammzellapherese. Mein persönlicher Therapieplan sieht zunächst eine autologe Transplantation vor, gefolgt von einer allogenen. Für die allogene Variante muss ein geeigneter Spender gefunden werden, aus dessen Blut die überlebenswichtigen Stammzellen herausgefiltert und über die Vene in meinen Körper übertragen werden können. Jedes Jahr werden weltweit rund 10 000 Stammzelltransplantationen vorgenommen, viele davon führen zu einer dauerhaften Genesung.

Professor Keller betont, dass der Behandlungsplan jederzeit neu ausgerichtet werden könne. Jedes Messergebnis kann zu einer Fahrplanänderung führen.

Alina ist wieder nach Hause gefahren. Ich vermisse ihre Nähe. Sie tut mir einfach gut. Sie ist der Grund, weshalb ich mich dieser Situation nicht komplett ausgeliefert fühle. Was täte ich nur ohne sie? Sicher gibt es viele Menschen in meiner Lage, die niemanden haben, der sie auffängt. Eine beängstigende Vorstellung. Was für ein Glück ich in dieser beschissenen Lage habe!

Mich quält der Gedanke, dass ich mit meinem Krebs Alinas Pläne durchkreuze. Sie wollte gerade wieder in ihren Job als TV-Reporterin zurückkehren. Sie hat sich sämtliche Kitas in unserer Umgebung angesehen, und jetzt muss sie alles auf Eis legen. Wir dürfen Okki nicht in eine Kita-Betreuung geben, da alles, was er von dort an Infektionen mit nach Hause schleppt, die schlimmsten Folgen für mich haben könnte. Also kann der Kontakt zu anderen Kindern nur äußerst bedingt erfolgen. Schon in der Anfangsphase meiner Therapie hat sich der Krebs auch im Leben meiner Familie breitgemacht – und grenzt selbst meinen kleinen Sohn ein Stück weit aus.

Ich bin erschöpft, in meinem Kopf sausen die Gedanken. Schuldgefühle plagen mich. Die Alternativlosigkeit meiner Therapie hat immerhin den

Vorteil, dass ich keinen falschen Weg einschlagen kann. Oder gar versucht wäre, dem Krebs mit sanften Methoden zu Leibe zu rücken.

Friss oder stirb, denke ich, als ich regungslos im Bett liege und den blinkenden, summenden, manchmal ratternden Infusionsständer anstarre. Erinnert irgendwie an einen surrealistischen Weihnachtsbaum. Oder an den Schwarz-Weiß-Klassiker *Dr. Frankenstein*«. Fehlt nur noch, dass aus meinem Körper die ersten Blitze schießen. So fremd, wie er sich anfühlt, würde mich gar nichts mehr wundern.

## *Donnerstag, 9. März 2017*

Die Nacht war einigermaßen ruhig, und ich freue mich auf das Frühstück. Von den Nebenwirkungen merke ich noch nichts. Die Ärzte bei der großen Visite sind recht zufrieden mit meinen Werten und meinem Befinden. Sie meinen, ich dürfe ruhig ein wenig den Flur auf und ab marschieren oder Treppen steigen. Mir als Sportler würde Bewegung bestimmt guttun, ich solle einfach machen, wonach mir der Sinn steht.

Eine Minidusche mit dem Infusionsständer geht gut über die Bühne, und ich genieße das Frischegefühl. Ich kann am Laptop sogar ein wenig Büroarbeit erledigen und bin froh über das kleine Stück Alltag. So habe ich das Gefühl, nicht vollkommen aus der Welt gefallen zu sein.

Durch die offene Zimmertür lugen plötzlich zwei Gestalten herein: Willy und Gretel mit ihrer Ukulele, die beiden Klinikclowns. Sie fragen, ob sie reinkommen dürfen. Na klar doch. Ich dachte immer, dass man Klinikclowns nur in der Kinderkrankenstation antrifft. Die beiden setzen sich zu mir und bekommen schnell heraus, dass mir nicht nach Faxen oder Liedern aus meiner Kindheit zumute ist. Und so gibt es statt einer lustigen Performance eine angeregte Unterhaltung.

Alina kommt herein und glaubt erst einmal, sie sei im falschen Film, bis sie checkt, wer die schrill gekleideten Besucher an meinem Bett sind. Die werden sofort fotografiert – »Das glaubt mir doch sonst keiner«, meint Alina.

Die Clowns ziehen weiter, und Alina zeigt mir kleine Videos von unserem Sohn. Okki beim Blumengießen. Okki beim Spielen mit seinem Lieblingstraktor (»Brummbrumm«). Okki, wie er mit Kreide auf Pflastersteine malt … Mir ist zugleich warm und schwer ums Herz.

Joshua Kimmich schneit herein und bringt jede Menge Schokolade mit, die ich gern mit meinen Ärzten und Pflegern teilen werde.

Eine nicht so erfreuliche Info erreicht mich am Abend: Meine Schwester Babett stimmt nur zu 50 Prozent mit meinen genetischen Merkmalen überein. Sie kommt vermutlich nicht als Stammzellspenderin infrage.

## *Freitag, 10. März 2017*

Am Morgen habe ich etliche Haare auf dem Kopfkissen entdeckt. Ich wundere mich über mich, dass mich der Anblick erschreckt. Meine Haare werden so oder so ausfallen. Das weiß ich doch eigentlich.

Ich fühle mich träge. Kein Wunder bei den sechs Kilo, die ich an Körpergewicht bereits zugelegt habe. Das viele Cortison hat mir ein Mondgesicht beschert. Ich sehe aus wie Homer in der Simpsons-Folge »Der Blob«. Immerhin habe ich es in die Dusche geschafft. Die Verdauung lässt zu wünschen übrig und soll laut den Ärzten auf Vordermann gebracht werden. Klinik-Alltag eben.

Der Besuch der Onkologie-Psychologin verläuft intensiv und aufwühlend. Alina ist auch dabei, was sehr wichtig ist. Denn die Krankheit betrifft ja nicht nur den Patienten, sondern sein gesamtes Umfeld, allen voran natürlich seine Familie. Die Psychologin weist darauf hin, dass die langwierige Behandlung mit vielen Höhen und Tiefen verbunden ist, mit hoffnungsvollen Phasen und dann wieder tiefer Hoffnungslosigkeit, was für eine Partnerschaft eine enorme Belastungsprobe darstellt. Viele Beziehungen zerbrechen daran.

Was die Psychologin nicht wissen kann: Unsere Ehe war schon seit einem halben Jahr, zumindest für Alina, am Ende. Ich muss einräumen, dass die Probleme auf meinem Mist gewachsen sind. Ich habe gelogen, sie zutiefst enttäuscht und verletzt. Ich habe Fehler gemacht, die meine Frau nicht verzeihen konnte. Zu viel Egoismus, zu wenig Aufmerksamkeit. Trotzdem steht sie jetzt bedingungslos an meiner Seite. Das spüre ich. Sie überwindet ihren verletzten Stolz, nimmt meine Hand, weint mit mir, tröstet mich und bringt mich zum Lachen.

Es scheint, als gäbe es wieder ein Wir. Das ist ihr größtes, keinesfalls selbstverständliches Geschenk an mich, mein größtes Glück in dieser Situation.

Christian kommt. Er ist nicht nur ein guter Freund, sondern eben auch mein Partner im FT-Club, den ich mit aufgebaut habe. FT steht für Functional Training. Man könnte den FT-Club im weitesten Sinn als Fitnesseinrichtung bezeichnen, in der das Training Leistungs- und Gesundheitssport vereint. Mittlerweile zählt eine Reihe von Profisportlern zu meinen Kunden, aber auch ganz normale Leute, die im Rahmen ihrer Grenzen wie Leistungssportler trainieren wollen. Es gibt Erweiterungspläne und mögliche Kooperationspartner. Und wieder gelingt es mir, den Krebs für ein paar wertvolle Minuten zu vergessen. Ich ertappe mich, wie ich übereifrig werde, wenn es um zukünftige Projekte geht. Vielleicht glaube ich: Je mehr ich mich da engagiere, umso mehr ist mein künftiges Dabeisein gesichert …

Den abendlichen emotionalen Hänger vertreibt mir dann Professor Keller mit seinem Besuch. Er präsentiert mir noch einmal verschiedene Erläuterungen zu meinem Krankheitstyp. Das ist genau der richtige Augenblick, und so wird es für mich noch ein versöhnlicher Abend mit einem relativ frühen Übergang in den Entspannungsmodus.

## *Samstag, 11. März 2017*

Heute spürt man den Wochenendbetrieb, alles fängt ganz gemütlich an. Obwohl die Ärztin mich schon um 7.30 Uhr pikst, um die erste Blutkontrolle zu machen, passiert dann lange nichts. Dann steht endlich das Frühstück auf dem Tisch, und ich kann den Tag normal starten. Mit Okkert wäre das Frühstück jetzt um halb zehn längst durch und wir hätten eine Bücher- und Spielparty laufen.

Party gibt es durch den Besuch von Charlotte und Alina auch bei mir im Zimmer. Es ist ein fröhliches, herzliches Wiedersehen mit guten Gesprächen über alle möglichen Themen. Familie, Kinder, Freunde, natürlich die Krankheit, aber auch unser Geschäft. Genau die richtige Mischung, um die düsteren Gedanken für eine kurze Zeit zu vertreiben. Mit Charlotte Würdig habe ich eine Reihe von Online-Fitnessprogrammen erarbeitet, die sich einer großen Fangemeinde erfreuen. Die Frauen, die das kostenpflichtige Programm »UpgradeU« mitmachen, verbuchen tolle Erfolge, sie nehmen ab, fühlen sich fit und voller Energie. In den Videos macht Charlotte die Übungen vor, ich stehe daneben und erläutere sie.

Dieser Dialog zwischen ihr und mir – mal informativ, mal flapsig, mal frotzeln wir uns – kommt offenbar gut an. Charlotte ist auch einfach ein super Typ und eine enge Freundin von Alina und mir. Eigentlich wollten wir demnächst ein neues Programm in Angriff nehmen. Das Konzept für die Übungsreihe habe ich bereits ausgearbeitet. Aber jetzt …

Ich werde vorerst nicht als Übungsleiter in Erscheinung treten können. Ich biete Charlotte Ersatz für mich an, aber davon will sie nichts wissen.

»Tim, ich brauche keinen Ersatz für dich. Ich habe einen Vertrag mit dir und nicht mit einem Ersatzmann. Du wirst erst einmal gesund, und sobald du wieder auf dem Damm bist, greifen wir an.«

Charlotte und ihre immer optimistische und gradlinige Art. Schon ist es wie weggeblasen, das bange Gefühl, ihr durch meine Krankheit die Tour zu vermasseln.

Charlotte hat nicht lange gehadert, als sie von meiner Krebsdiagnose erfuhr. Sie organisierte mit ihrem Mann Paul (besser bekannt unter seinem Künstlernamen Sido) die Betreuung ihrer beiden Söhne und buchte ein Ticket von Berlin nach München, um Alina beizustehen. Kein langes Soll-ich-Kommen, Kann-ich-Helfen. Als dann am Berliner Flughafen gestreikt wurde, setzte sie sich eben in den Zug. Eine solche Freundin ist wie ein Sechser im Lotto. Die Mädels haben sich gestern Nachmittag mit Gaby getroffen, einer guten Freundin von Alinas Mama. Als Wissenschaftsjournalistin hat sie sich über meine Krankheit kundig gemacht und wichtige Informationen zur Krankheit selbst und zu den hygienischen Vorsichtsmaßnahmen gesammelt. Charlotte hat alles mitnotiert und bei Amazon gleich eine Desinfektions-Großbestellung aufgegeben. Und Alina hat die Holzkochlöffel und Holzbretter weggeworfen. Was das Essen betrifft: Je weniger Bio desto besser. Industrielebensmittel sind vorerst die erste Wahl für mich.

Action ist hier im Krankenhaus an einem Samstag natürlich nicht angesagt. Und so spaziere ich viele Minuten an diesem Tag mit meinem Infusionsständer über den Gang. Meinem Kreislauf tut das gut. Einfach mal bewegen und nicht mit dem Arsch auf dem Bett festwachsen. Auf dem Flur begegne ich zwei anderen Patienten, die auch mit ihren Infusionsständern unterwegs sind. Mir entgeht nicht, dass an meinem deutlich mehr Beutel hängen.

Am Nachmittag treffen dann Papa und Schwester Babett aus Meckenheim ein. Sie sind aufgewühlt und mitgenommen. Das liegt sicher nicht nur daran, dass sie ihren eigenen Sohn beziehungsweise Bruder in einer so hilflosen Lage erleben müssen. Die Anreise war wohl schlimm. Baustellen und Unfälle auf der Autobahn, dann noch ein Missverständnis mit dem Navi – und jetzt liege ich vor ihnen. Mama konnte leider nicht mitkommen. Sie ist seit Tagen gesundheitlich nicht ganz auf der Höhe. Papa und

Babett haben ihr geraten, sich die Anreisestrapazen nicht anzutun. Ich war ja immer der taffe Ein-Indianer-kennt-keinen-Schmerz-Sohn. Nie wehleidig. Lieber habe ich immer alles heruntergespielt.

So, wie die beiden mich hier liegen sehen, gibt es nichts zu beschönigen. Ich versuche, sie einigermaßen auf den Stand der Dinge zu bringen. Ich glaube, es gelingt mir, sie beide zu beruhigen und ihnen die Angst zu nehmen, es könnte möglicherweise schon bald mit mir zu Ende gehen.

Sie erzählen mir, was in Meckenheim so los ist: von Fee und Tyger, Babetts Familie, ihrem Job, Geschichten aus dem Verein – alles Namen und Plätze, die mir vertraut sind. Bilder von Menschen und Situationen tauchen in meinem Kopf auf.

Bei aller Aufgewühltheit gelingt es uns, kühlen Kopf zu bewahren und zu besprechen, wie die Familie helfen kann. Babett will gleich zu Beginn der kommenden Woche meine Krankenversicherung kontaktieren und eventuelle Zusatzzahlungen abklären. Wir besprechen das Thema Patientenverfügung, mit welchen Mitteln ich im Fall eines Falles am Leben erhalten werden will. Wir bleiben ruhig und gefasst. Immerhin besteht für mich eine realistische Heilungschance.

»Versuche, positiv nach vorn zu schauen, und stell dich diesem Wettkampf mit allem, was dir zur Verfügung steht«, beschwört mich Papa. Er kennt mich in- und auswendig und weiß, dass ich die Flinte nicht zu früh ins Korn werfen werde.

Mit einem guten Gefühl verabschieden wir uns. Meine Familie – ob in München oder in Meckenheim – werde ich auch in den dunklen Stunden, die mir vermutlich noch bevorstehen, an meiner Seite haben.

Auf der Rückfahrt legen Papa und Babett einen Übernachtungsstopp im »Hotel Lobinger« bei Ulm ein. Obwohl wir mit diesen Lobingers nicht verwandt sind, lieben meine Eltern diese Unterkunft mit unserem Namen und haben dort schon Geburtstage und Hochzeitstage gefeiert.

Ich bin beruhigt, dass bei ihnen alles in Ordnung zu sein scheint und sich alle umeinander kümmern. Vor allem um meine Kinder brauche ich mir aktuell keine Sorgen zu machen. Ich muss halt »nur« wieder gesund werden.

### *Sonntag, 12. März 2017*

Die Nacht ist wieder sehr unruhig, ich muss ständig auf die Toilette. Kein Wunder bei den Mengen an Flüssigkeit, die ununterbrochen in meinen Körper laufen. Es ist wichtig, dass die Nieren gut durchgespült werden. Gerade sie, die schon fast ihren Geist aufgegeben hatten. Bei dem ständigen Harndrang ist an erholsamen Schlaf nicht zu denken. Erst gegen sechs Uhr fühle ich eine bleierne Müdigkeit über mich hinwegrollen – leider geht genau dann der Betrieb hier schon los.

Am Vormittag kommt Sebastian auf dem Weg zu den Bavaria Filmstudios bei mir vorbei. Er betreut gerade eine Sendung über Tiere und ihre Entertainer-Qualitäten. Und da gibt es immer etwas Amüsantes zu erzählen oder auch zu sehen. Trotzdem bin ich heute ungewöhnlich platt. Ich denke, es liegt an der Kombination von Chemotherapeutikum und Schlafmangel. Daher lasse ich auch mein Fitnessprogramm – auf dem Flur herumlaufen – sausen.

Nach dem Mittagessen kommen Alina und Traudl mit Kaffee aus der Cafeteria zu mir herein. Weder die Mädels noch der Kaffee können verhindern, dass es mit meiner Energie steil bergab geht. Zwar spüre ich beim Gedanken daran, dass der erste Chemo-Block morgen Vormittag durch ist, eine große Erleichterung. Aber gleichzeitig brodle ich vor Ungeduld. Kaum bin ich wieder allein in meinem Zimmer, kriechen die Minuten nur so dahin. Immer wieder wandert mein Blick zu den Infusionsbeuteln mit den Flüssigkeiten, die über die Schläuche träge in mich hineintröpfeln. Mann, geht das alles langsam …

Mit meiner Lethargie ist es schlagartig vorbei, als mich Tyger anruft. Er hatte einen Autounfall! Und das nur zwei Wochen nach Erhalt seines Führerscheins. Er hat wohl nach einer Autobahnabfahrt brav an einem

Fußgängerübergang gehalten, um einen Passanten hinüberzulassen, was die Fahrerin hinter ihm aber übersehen hat. Sie ist ihm voll ins Heck seines Fiat 500 gefahren. Zum Glück ist es nur ein Blechschaden, wenngleich auch ein beträchtlicher. Hoffentlich tut ihm morgen der Nacken nicht weh und die Versicherungen können alles ruhig miteinander regeln.

»Pass gut auf dich auf, Tyger, ja?«, gebe ich ihm noch mit auf den Weg. »Die Lobingers können jetzt nicht noch einen Krankenhauspatienten brauchen.«

# ZEIT FÜR DEN BRUCE-WILLIS-LOOK

## *Montag, 13. März 2017*

Es fällt mir unendlich schwer, von der vergangenen Nacht zu erzählen oder zu schreiben. Es war schwer, schlimm, einsam, beängstigend. Auf der einen Seite hat mich der fehlende Schlaf körperlich völlig niedergestreckt. Und auf der anderen Seite stürzten dunkle Gedanken über mich herein. Ich fühlte mich von Ängsten gejagt wie ein in die Enge gedrängtes Tier. Ich kann sie nicht konkret benennen. Es war nicht die Angst vor dem Sterben oder die Angst, ein Leben lang behindert zu sein. Es war eine unbestimmte, nicht kontrollierbare Panik, die mich fast verrückt gemacht hat.

Das Warten auf das Ende des letzten Chemo-Blocks wurde fast unerträglich. Jedes Geräusch auf dem Flur machte mich verrückt. Diese Nacht war die längste meines bisherigen Lebens, es fühlte sich an, als wären es drei Nächte gewesen.

Den ganzen Vormittag über liege ich apathisch im Bett. Ich bin so erschöpft, dass ich mich gar nicht richtig freuen kann, als ich endlich von einigen Kabeln abgestöpselt werde. Dabei ist es genau der Zeitpunkt, auf den mein ganzes Hoffen und Sehnen der letzten Tage ausgerichtet war. Auch die positiven Kommentare meiner Ärzte bei der Visite nehme ich wahr wie ein Zuschauer aus der hintersten Reihe. Was ist nur mit meinem

Kopf los? Hey, ich darf morgen nach Hause, wo Okki auf mich wartet! Wo bleibt die Freude? Die Erleichterung?

Die Freude meldet sich zurück, als Alina kommt. Sie hat gestern unsere Wohnung von einer Firma keimfrei reinigen lassen, die auf Unfall- und Verbrechenstatorte spezialisiert ist. Unsere Freunde Johanna und Bene Zacherl haben das organisiert. Bene kennt den Firmeninhaber über seine Arbeit beim Eishockeyclub Red Bull München, wo er auch VIP-Kunden betreut.

Alina erzählt, die Firma sei unter anderem mit den Aufräumarbeiten nach dem Attentat im Münchner Olympia-Einkaufszentrum im Juli des vergangenen Jahres betraut gewesen. Ein Schüler hatte dort mit einer Pistole neun Menschen getötet und fünf verletzt. In unserer Wohnung gab es keine Tragödie, es sind lediglich die Keime und Bakterien beseitigt worden. Ich bin bis auf Weiteres ausgestattet mit dem Immunsystem eines Babys. Daher dieser Extra-Aufwand. Die Nachbarn waren sicherlich irritiert über den Kastenwagen mit der Aufschrift www.tatortreinigung-bayern.de.

Mittlerweile sind auch Unmengen von Sagrotan und anderes Desinfektionszubehör eingetroffen, das Charlotte bestellt hat. Meiner Rückkehr steht in puncto Keimfreiheit also nichts im Wege.

Mich überfällt Rührung und Dankbarkeit, dass sich alle so für mich ins Zeug legen. Es heißt ja, es braucht ein Dorf, um ein Kind großzuziehen. Offenbar braucht es auch ein Dorf, um einen Krebspatienten durch seine Therapie zu navigieren.

## *Dienstag, 14. März 2017*

Am Vormittag wurde mein Zugang entfernt. Das Loch am Hals wird mit Verband und Pflaster verschlossen und bekommt erst einmal eine Pause. Alles geht überraschend schnell und unkompliziert. Ich schreibe Alina, dass ich gegen elf Uhr abholbereit bin. Jetzt noch meine Sachen packen, dann will ich endlich los.

»Ach Timmi!« Alina ist gerührt, als sie mich abreisefertig und ein wenig verloren auf dem Bett neben meiner Sporttasche sitzen sieht. Sie nimmt meine Tasche: »Jetzt aber raus hier!«

Am Ende dauert es noch eine gefühlte Ewigkeit, bis ich den Arztbrief am Empfang ausgehändigt bekomme, in dem mein Befund detailliert aufgelistet ist. Ich überfliege die onkologische Diagnose: Plasmazellleukämie (ist mir bekannt) … Erstdiagnose im Stadium III (aha, doch schon weit fortgeschritten) … akutes Nierenversagen (ich bekomme erneut einen Schreck, wenn ich das so schwarz auf weiß lese) … Anpassungsschwierigkeiten (die psychische Komponente). Außerdem stehen dort kryptische Dinge wie »ED Multiples Myelom« und »OPS für ZE Lenalidomid«, mit denen ich nur wenig anfangen kann.

Zum Schluss bekomme ich ein Rezept mit vielen Posten. Wir müssen zu einer bestimmten Apotheke unweit des Klinikums und fragen uns, weshalb die Medikamente nicht in die Klinik geliefert und dem Patienten bei der Entlassung ausgehändigt werden. Im Übrigen bin ich mit Mundschutz unterwegs und registriere die schrägen Blicke der Passanten.

Dann fahren wir endlich nach Hause. Über die Isarbrücke, Isartor, Sendlinger-Tor-Platz. Mir steckt ein Kloß im Hals. Mir ist, als wäre ich monatelang eingesperrt gewesen. Jede Ampel ist rot, oh Mann! So viele Menschen, so viel Verkehr. Gut, dass ich nicht am Steuer sitze, ich würde verrückt werden. Jetzt auch noch Stau wegen Bauarbeiten im Trappentreutunnel. Endlich biegt Alina in unsere Straße ein. Oma und Okki sind per Whatsapp informiert worden und stehen schon vor der Haustür. Ich steige aus. Okki zappelt in Omas Arm, er will unbedingt runter. Ein paar Sekunden bleibt er verdutzt auf der Straße stehen, dann saust er los zu mir, mitten hinein in meine Arme. Egal, was war und was sein wird. Jetzt lebe ich in diesem überwältigenden Moment, in dem ich vor Glück schier zerfließe. Und bevor ich einen Schritt in Richtung Haustür mache, ist mir klar: Meine Lieben und mein Leben sind das Kostbarste auf der Welt. Dafür werde ich mit allen Mitteln kämpfen, die mir zur Verfügung stehen.

## *Mittwoch, 15. März 2017*

Heute bin ich zum ersten Mal in der Tagesklinik, die auf der gegenüberliegenden Straßenseite des Klinikums rechts der Isar liegt.

Lange sitze ich mit vielen anderen Patienten im Warteraum, die meisten tragen wie ich einen Mundschutz. Blutkontrolle, Temperatur messen, die Frage nach meinen Beschwerden. Ich habe den Arztbrief dabei, den ich nochmals selbst überfliege. Unter dem Punkt »Medikation« ist so ungefähr das *Who's who* der Krebs-Pharmazie aufgelistet: Pantozol, Novalgin, Lenalidomid, Valtrex, Cotrim Forte, MCP, Allopurinol, Ramipril, Amlodipin, Zofran Zydis …

Die Blutanalyse ist schnell gemacht. Es sieht nicht wirklich toll aus, und ich werde zu einer Blutplättchen-Infusion verdonnert. Da liege ich dann in einem Raum, in dem 14 Patienten nebeneinander aufgereiht sind und wie ich am Tropf hängen. 14 Schicksale, sicher mit Parallelen zu meinem eigenen Schicksal – und doch jedes mit einer ganz individuellen Biografie des Leidens. Einige der kahlen Köpfe sind mit Mützen, Kappen oder Tüchern bedeckt.

Was ich in den nächsten Tagen, Wochen und Monaten an Infusionen und Medikamenten zu bekommen habe, wird bei jeder Untersuchung neu festgelegt. Ich muss mich zwei- bis dreimal pro Woche zum Check hier einfinden. Aber immerhin bedeutet Tagesklinik: Ich darf nach vollendeter Tat wieder nach Hause zurück, muss nicht über Nacht bleiben. Immer vorausgesetzt, es kommt nichts dazwischen.

Das Wetter ist schön und Okki wacht gerade von seinem Mittagsschlaf auf, als ich zurückkomme. Wir spielen draußen im Garten, Alina besorgt

Fleisch, Würstel und Gemüse zum Grillen, ich mache die Terrasse fertig für die Draußen-Saison und Okki hilft mir dabei. Es macht mir Spaß, vor mich hin zu werkeln, vor allem genieße ich das Gefühl von Normalität. Unsere Nachbarn Hans und Heidi kommen an den Gartenzaun und begrüßen mich: »Tim, wie schön, dass du wieder da bist!«

Sebastian Buchinger ist da. Er hat für mein Zimmer einen Fernseher besorgt inklusive Zugangsdaten für Netflix. Sebastian ist einer jener Menschen, die blitzschnell die Lage checken und handeln, ohne das groß anzukündigen. Wenn ich schon in dieser Situation stecke, dann soll es so angenehm wie möglich sein, so Sebastians Devise.

Wir grillen. Das Kotelett schmeckt gut, aber das Kauen fühlt sich komplett anders an. Als würde ich eine Zahnspange mit Schiene tragen. Der Druck verteilt sich anders auf den Kiefer, und die Zähne liegen irgendwie ein Stück freier als sonst. Schmerzen habe ich keine. Aber ich ahne, dass mir das Essen bald größere Probleme bereiten könnte. Die Ärzte im Krankenhaus hatten mich ja schon vorgewarnt: Entzündungen der Schleimhäute sind eine typische Nebenwirkung einer Chemotherapie – es können alle Schleimhäute des Magen-Darm-Kanals von der Mundhöhle bis zum Enddarm betroffen sein.

Auch wenn die erste Chemo-Runde nun hinter mir liegt, muss ich täglich Unmengen von Tabletten, Tropfen und Lösungen einnehmen. Darunter sind ein hochdosiertes Krebsmittel aus der Contergan-Forschung, Schmerzmittel, etwas gegen Herpesviren, gegen die Übelkeit, etwas zur Senkung der Harnsäure, zum Magenschutz, Antibiotika, dazu verschiedene Mundspülungen und eine Tinktur gegen die Entzündungen der Mundschleimhaut sowie eine spezielle Körperlotion gegen die trockene Haut. Ich vermute, dass man mit dieser Mischung und Menge an Pharmazeutika locker einen Elefanten zur Strecke bringen könnte. Hoffentlich spielen mein Magen, meine Nieren und die anderen inneren Organe mit bei dieser Lotterie um mein Leben.

## *Donnerstag, 16. März 2017*

Die vielen Haare, die ich jeden Morgen auf dem Kopfkissen finde, gehen mir allmählich auf den Geist. Ich will nicht erleben, was man in Filmen oft sieht: Man greift sich an den Kopf und hat ein Büschel in der Hand. Schnell ist der Entschluss gefasst, mir den Kopf kahl zu rasieren. Ich lasse mir von Alina das Okay geben und rufe sie nach dem Duschen ins Bad. Sie nimmt den Rasierer in die Hand, atmet noch einmal tief durch.

»Okay, Bruce Willis, es kann losgehen«, sagt sie.

Eine Bahn nach der anderen wird freigelegt. Ein Haarbündel nach dem anderen fällt auf den Boden. Ein paar Minuten später kann Alina den Rasierer abschalten, das Werk ist vollbracht. Sieht gar nicht so schlecht aus, findet Alina, als sie das Ergebnis begutachtet. Das findet auch Oma Brigitte, als ich mich im Wohnzimmer mit meiner neuen Frisur präsentiere.

Okki schaut mich mit großen, interessierten Augen an. Ganz entgegen meiner Befürchtung scheint ihm sein glatzköpfiger Papa nicht fremd oder unheimlich zu sein. Ich finde meinen Look, na ja, gewöhnungsbedürftig. Mein Spiegelbild erinnert mich an einen Sträfling im Hungerstreik. Obwohl es warm ist in der Wohnung, fröstle ich auf dem Kahlkopf. Sicher eine Umstellung für jemanden wie mich, der sein Leben lang mit einer ordentlichen Matte auf dem Kopf unterwegs war. Der Mann mit dem Pferdeschwanz ist jetzt ein Mann mit Glatze.

Immer wieder erreichen mich E-Mails von nah und fern. Chris' und Brigittes Verwandte und Freunde aus Alaska haben von meiner Krankheit erfahren und schicken mir Genesungswünsche. Sie alle kündigen an, dass sie mich in ihre Gebete einschließen. Das irritiert mich ein wenig, aber wie mir Brigitte versichert, sei das bei den Amerikanern ganz normal. Es soll wohl keinesfalls den Eindruck erwecken, dass bei mir nur noch beten hilft. Ich selbst habe nie zu Gott gebetet, habe ihn nie um Hilfe angefleht. Wenn ich mit ihm da oben kommuniziere, dann vor allem, um mich zu bedanken. Ich beneide die Menschen, die aus dem Glauben so viel Zuversicht und Geborgenheit schöpfen. Aber das hat in meinem Leben einfach nie stattgefunden, und ich werde es nicht auf Knopfdruck ändern können.

## *Freitag, 17. März 2017*

Das Wetter ist herrlich, Alina und ich unternehmen mit Okki einen ersten Spaziergang in der Nachbarschaft. Meine spärlichen Energiereserven fallen nicht weiter auf, weil wir mit Okki, der ständig Steinchen aufheben muss, ohnehin nicht richtig vorankommen. Später werkle ich wieder ein wenig auf der Terrasse herum und gönne mir ein Sonnenbad im Liegestuhl. Wie gut das tut nach den Tagen in der Krankenhausluft. Die Sonnenwärme auf der Haut, die Brise, die mein Gesicht umspielt, das leicht modrige Aroma des Rasens … Da sind sie, die berühmten kleinen Dinge, denen ich zuvor nie groß Aufmerksamkeit gewidmet habe und die ich jetzt als wertvolles Geschenk empfinde. Oder andersherum: Musste ich erst Krebs bekommen, um mich an diesen kleinen Dingen zu erfreuen?

Leider fängt der Mundinnenraum wieder an zu brennen und die Zunge fühlt sich geschwollen an. Obwohl ich allmählich Hunger bekomme, verzichte ich aufs Essen, weil mir vor dem Kauen graut. Alina versucht es mit einer ungesalzenen Fleischbrühe. Das funktioniert.

Nachmittags habe ich den nächsten Termin in der Tagesklinik. Wie sich herausstellt, bereiten meine schlechten Blutwerte dem Arzt Kummer.

»Herr Lobinger, Sie müssen jetzt extrem vorsichtig sein und sich jegliche Art von Ansteckung vom Leibe halten«, warnt er. »Das könnte zu Komplikationen führen, die wir ganz und gar nicht gebrauchen können.«

Ich muss ihm gestehen, dass ich seit der Nacht einen leichten Reizhusten habe. Ich sehe ein besorgtes Runzeln auf der Stirn des Doktors.

Ich schaue auf die Uhr. Eigentlich wollte ich mich mit Sebastian in einer halben Stunde zu einem Spaziergang treffen. Das muss ich streichen und lade Sebastian stattdessen zu mir nach Hause ein. Er desinfiziert sich die Hände am Eingang mit Sagrotan und legt den Mundschutz an. Muss so sein.

Viel Freude hat Sebastian nicht mit mir. Es ist 16.30 Uhr und die Batterien sind so leer, dass ich kaum die Augen offen halten kann.

Alina und Okki machen sich fertig zum Aufbruch. Heute feiert die Familie den 89. Geburtstag von Alinas Oma. Sie und der 90-jährige Opa wohnen nur wenige Autominuten von uns entfernt, 2,2 Kilometer, um genau zu sein.

Okki ist das neue Lebenselixier der beiden. Spätestens nach drei Tagen bekommen sie heftige Okki-Entzugserscheinungen und fordern ihren Urenkel energisch bei Alina ein. Ich freue mich immer, dass es den beiden so gut geht. Geistig sind sie topfit, sie lesen jeden Morgen die *Süddeutsche Zeitung* von vorn bis hinten, sind vielseitig interessiert und schmeißen den Haushalt weitgehend allein. Okki wird heute wieder der Star sein.

Ich bin natürlich nicht mit von der Partie, aber ich freue mich über den Besuch von Alex Sorge, einem ehemaligen Spieler von RB Leipzig. Er hatte nach einem Kreuzbandriss ein dreiwöchiges Training bei mir in München eingeplant. Wir hatten ihm auch einen Schlafplatz bei Alinas Cousin Nik besorgt. Wir haben schon zwei Wochen erfolgreich trainieren können – bis zum 3. März, den Tag meiner Krebsdiagnose. Zum Glück konnte mein Kollege Chris sofort einspringen und hat mit Alex zusammen gut arbeiten können.

## *Samstag, 18. März 2017*

Ich fühle mich wieder etwas fitter, was mich sehr froh stimmt.

»Kein Vergleich zu gestern«, kann auch Alina bestätigen.

Das Chaos in meinem Mundraum ist leider unverändert, und ich lande nach einigen Frühstücksversuchen mit Ei und Marmeladetoast wieder bei der salzlosen Brühe.

Okki nimmt mich bei der Hand, zieht mich in sein Zimmer und holt das Feuerwehr-Buch aus seiner Bücherkiste. Ich fange zu lesen an, langsam und bedächtig, damit es nicht allzu unangenehm wird. Die S-, L-,

D- und T-Laute wollen nicht richtig funktionieren, ich höre mich an, als hätte ich den Mund voller Wattebäusche. Aber ich möchte Okki auf keinen Fall einen Korb geben und halte tapfer durch, bis die Feuerwehrleute das Feuer gelöscht und alle Hausbewohner inklusive Hund und Katze in Sicherheit gebracht haben. Weitere Spieleaktionen muss ich bleiben lassen, ich bin schon wieder völlig k.o. und muss schlafen.

Als ich wieder aufwache, ist Alinas Mama bei uns. Brigitte schlägt vor, Okki noch heute zu sich nach Hause nach Kössen in Tirol mitzunehmen, um Alina und mir etwas Raum zum Entschleunigen zu geben. Mit einem kleinen, experimentierfreudigen Wirbelwind im Haus herrscht halt immer Unruhe und Unordnung. Alina hat Zweifel, ob Okki allein bei Oma bleiben wird – ohne Mama und/oder Papa ist das schließlich eine Premiere für ihn. Aber die Bedenken werden in den Wind geschossen. Schließlich ist Kössen nicht einmal eineinhalb Stunden von unserer Wohnung entfernt. Notfalls kann Oma ihn gleich wieder zurück zu uns nach München bringen oder von uns abholen lassen.

Obwohl ich die Kraft für einen Spaziergang hätte, sehen wir aufgrund der Empfehlung des Arztes davon ab. Solange nicht klar ist, was der Husten im Schilde führt – ob er Fahrt aufnehmen oder sich wieder verabschieden wird –, muss ich auf Ausflüge aller Art verzichten. Es ist schwer, sich vom Ständig-in-sich-Hineinhören abzulenken. Die Gedanken wandern immer wieder zu dem Kratzen im Hals, und ich habe das Gefühl, dass ich den Husten durch diese ständige Aufmerksamkeit auf dumme Gedanken bringe.

Am Abend bin ich erst um 22 Uhr im Bett. Der Husten hat sich nicht wirklich bemerkbar gemacht, und so werde ich wieder etwas ruhiger.

Die Betonung liegt auf *etwas*. Denn irgendwie lässt sich das eigene Körper-Kontrollsystem nicht ausschalten. Das ist wohl der Thrill, mit dem ich während der Krankheit konfrontiert werde, eine übersensible Wahrnehmung, die ich als Bestandteil meines Alltags vorerst akzeptieren muss.

## *Sonntag, 19. März 2017*

Viel mehr als auf der Couch zu relaxen ist nicht drin, weil ich null Energiereserven habe. Ein Zustand, den ich in meinem bisherigen Leben nicht kannte und der mich zunehmend nervös macht.

Alina ermutigt mich, dieses Gefühl von Schlappheit zuzulassen: »Du musst heute keine Leistung abliefern, Timmi. Dein Körper kann und will nicht, lass ihm doch einfach seine Ruhe.«

Leichter gesagt als getan. Dieses Null-Energie-Bündel, das bin doch nicht ich?! Leider will es mir nicht so recht gelingen, mir über die Nahrung ein wenig Energie zuzuführen. Dem Appetit und dem Wissen um die Notwendigkeit von Essen stehen nach wie vor die Schmerzen im Mund- und Rachenraum im Weg. Selbst das Sprechen wird zunehmend mühsamer, unangenehmer. Ich werde immer einsilbiger. Nur das Wichtigste sprechen – eine interessante Lektion, die auch in einem Leben ohne Krebs gut zum Einsatz kommen könnte.

Das leidige Thema Mund- und Rachenschmerz bleibt leider nicht mein einziges Problem an diesem Tag. Gegen Abend habe ich das Gefühl, dass meine Temperatur gestiegen ist. Vom Klinikpersonal ist mir wiederholt eingebläut worden, dass es sich hierbei um ein ernstes Alarmzeichen handelt, das einen sofortigen Klinikaufenthalt erfordert. Wir suchen das Fieberthermometer. Fieberhaft. Aber wir finden es nicht. Ich bin sauer und nervös. Herrgott, das war doch vor ein paar Tagen noch in dieser Schublade! Ich wühle herum wie ein Verrückter. Fauche Alina an, fluche über mich selbst.

Dann finden wir das Ding endlich in einer anderen Schublade. Meine Nerven! Und ich ahne, was mir blüht. 38,8 Grad, das bedeutet ganz klar: Ab in die Klinik!

Das war's dann wohl mit einem gemütlichen *Tatort*-Abend. Niedergeschlagen packe ich ein paar Klamotten in die Sporttasche. Dann werde ich ruhiger und mein kühler Kopf übernimmt das Kommando. Was soll ich mich aufregen, davon geht das Fieber auch nicht runter. Ich habe ja keine

Alternative, also tun wir, was zu tun ist. Alina versucht, mir Mut zuzusprechen, mit den richtigen Medikamenten würde das Fieber über Nacht verschwinden und ich könnte vielleicht morgen schon wieder nach Hause. Mal sehen. Erst einmal geht es ins rechts der Isar.

Natürlich dauert es in der Notaufnahme an einem Sonntag etwas länger. Trotzdem bekomme ich bald ein Bett für die Erstuntersuchungen und dann um 1.30 Uhr mein eigenes Zimmer in der Aufnahmestation.

Die ständige Angst der Vortage, durch eine Erkältung die so wertvolle Zeit zu Hause zu verlieren, verfliegt allmählich. Mein Zustand erfordert einfach den Aufenthalt in der Klinik. Punkt.

## *Montag, 20. März 2017*

Am Morgen gibt es die ersten Blutuntersuchungen und im weiteren Verlauf des Vormittags das Update zu den Ergebnissen. Mittags kann ich in mein altes Zimmer ziehen und die bekannten Gesichter auf der Station begrüßen. Jetzt gilt es möglichst schnell zu klären, ob ich Grippeviren im Blut habe. Das wäre aktuell die denkbar schlechteste Situation. Denn diese Grippeviren würden den Körper, auf den ja unvermindert viele Chemo-Medikamente einprasseln, extrem schwächen und verwundbar machen.

Am späten Nachmittag dann die befreiende Nachricht: keine Grippeviren! Und so hat mir der Welttag des Glücks am heutigen Tag zumindest zweimal Glück gebracht: erst das Zimmer auf meiner Station und dann die Entwarnung in Sachen Grippe.

Abgesehen davon bin ich einfach nur platt und froh, das Bett heute nicht mehr verlassen zu müssen.

Da Okki mit Oma noch in Österreich ist (und alles bestens funktioniert), kann Alina den ganzen Nachmittag bei mir bleiben. Das tut natürlich wieder sehr gut. Abgesehen von der aktuellen medizinischen Entwicklung reden wir nicht über mich, mein Kranksein, meine Ängste. Alina erzählt, was es Neues aus unserem Bekanntenkreis gibt. Ich sauge jede Info dankbar auf. Ich werde das Gefühl nicht los, dass ich komplett aus meinem bisherigen Leben ausgesperrt bin, zum Zaungast degradiert. Die Schmerzen im Mund will ich nicht groß thematisieren. Aber als die Schwester mit dem Abendessen kommt, sinkt mir der Mut und Alina merkt gleich, wie sehr mir vor dieser Hürde graut.

Ich bekomme eine Tinktur verabreicht, was die Schmerzen im Mund ein wenig betäubt. Ein paar Minuten später schaffe ich es tatsächlich, mir unfallfrei ein paar Stücke Frikadellen und Kartoffelbrei einzuverleiben. Das Abendessen hat mich mehr angestrengt als so manche Trainingseinheit. Ich bin schon wieder fix und fertig und schicke Alina nach Hause. Sie soll sich einen schönen Abend machen. Ich versuche, das Einschlafen noch etwas hinauszuzögern. Aber weder Lesen klappt noch Fernsehen. Ich habe null Energie und null Konzentration.

## *Dienstag, 21. März 2017*

Heute widme ich mich ausgiebig der Pflege meines Mundraums. Mit Wattestäbchen und Tinktur tupfe ich jeden Quadratmillimeter meiner Mundhöhle ab, gefolgt von allen möglichen Formen des Gurgelns und Spülens. Früher, wenn ich Zahnschmerzen hatte, habe ich mir immer wieder vorgenommen, im Alltag wertzuschätzen, wenn ich KEINE Zahnschmerzen habe. Man nimmt die Schmerzfreiheit als Normalzustand hin, wacht nicht jeden Morgen auf und schickt ein Danke-Stoßgebet zum Himmel. Jetzt, mit diesem Mund, kommen diese Gedanken zurück. Leute, die ihr diese Schmerzen im Mund nicht habt, denkt daran, wie gut es euch geht! Genießt das Essen ohne Handicap! Immerhin habe ich noch keine offenen Stellen. Es kann also noch übler kommen.

Ich muss mehrmals am Tag mit einer Maske inhalieren, um diesen verflixten Husten loszuwerden. Immerhin kann ich nachmittags einen Rückgang der Schwellungen und Schmerzen im Mund registrieren. Das Fieber bleibt unter 38 Grad, was mich geradezu euphorisch stimmt. Ich plane schon meinen Auszug und schicke eine Jubel-Whatsapp an Alina.

Keine halbe Stunde später spüre ich das Fieber wieder steigen. Was für eine Scheiße. Wer lässt mich da so zappeln? Das Klassenziel heißt: 24 Stunden ohne Fieber, vorher kann ich mir die Rückkehr nach Hause abschminken. Mist, das läuft jetzt eindeutig gegen mich. Zwar kann eine Paracetamol-Infusion das Fieber innerhalb einer halben Stunde vertreiben. Aber wir müssen trotzdem der Ursache auf den Grund gehen. Ich bin total niedergeschlagen, weil ich das Tagesziel nicht erreicht habe, und betrachtete es als mein persönliches Versagen. Ich fühle mich inmitten eines Katz-und-Maus-Spiels – natürlich in der undankbaren Rolle des gejagten, chancenlosen Mäuserichs.

## *Mittwoch, 22. März 2017*

Die Ärzte bringen das Thema Gewicht auf den Tisch. Die Lobinger-Leukämie-Diät glänzt mit einem beeindruckenden Jo-Jo-Effekt. Am 3. März bin ich mit 79 Kilo in die Klinik gekommen und habe dann innerhalb weniger Tage den Sprung auf 83 Kilo und weiter auf 86 Kilo gemacht. Das höchste Gewicht hatte ich mit 87 Kilo am letzten Tag der Chemo – dem Cortison sei Dank. Bei der Entlassung nicht einmal zwei Tage später lag ich bei 83 Kilo. Bei uns zu Hause waren es drei Tage später 77,5 Kilo und einen Tag später 76 Kilo. Und gestern wieder im Krankenhaus waren es gerade einmal 73,5 Kilo. Und das bei einer Körpergröße von 1,93 Meter. So darf es nicht weitergehen. Um wieder etwas auf die Rippen zu bekommen, gibt es ab heute Proteinshakes als Zwischenmahlzeit.

Und dann sind da immer noch das verflixte Fieber und der verflixte Husten. Im »normalen Leben« hätte ich keinem von beiden große Beachtung geschenkt. Aber meine spezielle Situation zwingt mich dazu, Tag und Nacht alarmiert zu sein. Jedes Hüsteln wirft neue Ängste und Sorgen auf.

Noch einmal wird mir Blut abgenommen, um eventuell vorhandenen Viren auf die Schliche zu kommen. Dabei knickt die Infusionsnadel ab. Wenn es einmal schiefläuft … Zumindest kann ich die kurze Pause für eine ausgiebige Dusche nutzen.

Die Blutanalyse ist erfreulich. Meine weißen Blutkörperchen nehmen wieder Fahrt auf, und die Entzündungswerte gehen zurück. Die Erkältung wird mit einem Antibiotikum zurückgedrängt. Gut, dass ich im Krankenhaus bin, wo alles so schnell untersucht und behandelt werden kann.

Alina kommt und ist froh über so viele gute Nachrichten und meine positive Sicht der Dinge. Wir facetimen mit Oma und Okki, die noch immer in Kössen sind. Die beiden sind gerade am Hühnerstall beim Bauern in der Nachbarschaft, und Okki führt mir stolz vor, wie er den Hühnern die Brotstücke durch den Maschendrahtzaun vor den Schnabel wirft, bevor er sich selbst ein Stück in den Mund schiebt.

Rührung und Freude steigen in mir auf. Was gäbe ich darum, dabei sein zu können.

Die Temperatur ist deutlich unter 38 Grad gefallen, und so geht es entspannt in die Abendstunden. Ich schaue noch ein wenig fern – das erste Mal, seit ich im Krankenhaus bin – und falle in einen tiefen Schlaf.

## *Donnerstag, 23. März 2017*

Mit einer guten Nachricht kann ich in den neuen Tag starten: Das Fieber ist weg, und aller Voraussicht nach darf ich heute wieder nach Hause. Das Ärzteteam bei der Visite zeigt sich hocherfreut über meine Werte, und ich, der in den vergangenen Tagen so viele Hiobsbotschaften einstecken musste, freue mich wie ein kleines Kind. Außerdem erfahre ich, dass der Termin für die zweite Chemotherapie trotz der Erkältung nicht nach hinten verschoben werden muss. Es bleibt also beim 5. April.

Voller Schwung packe ich meine Sporttasche und rufe Alina an. Patient Lobinger ist bereit für die Abholung.

## *Sonntag, 26. März 2017*

Es tut so gut, wieder zu Hause zu sein! Viel Kraft habe ich nicht, aber auch keine nennenswerten Beschwerden. Der Mund fühlt sich noch ein bisschen komisch an, trotzdem haben die Tinkturen ganze Arbeit geleistet und die Entzündungen zurückgedrängt. Es ist nichts offen, und ich kann halbwegs normal essen und sprechen.

Okki ist auch wieder zurück von seinem Kurzurlaub in Tirol. Obwohl ich ihn nur eine knappe Woche nicht gesehen habe, kommt es mir vor, als hätte er einen großen Wachstumsschub gemacht. Seine körperliche Geschicklichkeit ist beachtlich. Er klettert auf alles in einer affenartigen Geschwindigkeit hinauf und übt sich in gewagten Sprüngen von der Couch oder vom Bett auf den Boden. Den Nachmittag über hält er uns auf Trab.

Abends ruft Sebastian Hoeneß an und erkundigt sich nach meinem Befinden. Er ist der Sohn von Dieter Hoeneß und Uli Hoeneß' Neffe. Ich kenne ihn aus unserer gemeinsamen Zeit als Jugendtrainer bei RB Leipzig und halte ihn selbst für einen hervorragenden Trainer. Mittlerweile ist er U-19-Trainer beim FC Bayern. Nur wenige Wochen vor meiner Krebsdiagnose hatte ich mit dem FCB ein Gespräch über ein mögliches Engagement bei diesem Leistungszentrum geführt. Eine höchst reizvolle Perspektive. Doch meine Karrierepläne sind vorerst auf Eis gelegt. Ich muss wieder gesund werden – dann öffnen sich vielleicht andere, neue Fenster für mich.

## *Dienstag, 28. März 2017*

Heute war ich zum ersten Mal in der Münchner Hämatologie Praxis (MHP), die sich in der Nähe des Klinikums Großhadern befindet, praktisch in Gehweite von unserer Wohnung entfernt. Dr. Mareike Verbeek, die leitende Transplantationsärztin im Klinikum rechts der Isar, hat diese Möglichkeit für mich eingefädelt. Sie hat mitbekommen, dass die Fahrten von meiner Wohnung ins rechts der Isar für mich einen großen Aufwand bedeuten, Innenstadtstaus und Parkplatzsuche inklusive.

Von nun an kann ich zur regelmäßigen Blutanalyse und zu sonstigen Behandlungen in dieses Leukämielabor fahren oder sogar gehen. Was für eine Erleichterung! Die Praxis arbeitet eng mit dem Münchner Leukämielabor (MLL) zusammen, das zu den europaweit führenden Forschungslaboren im Bereich Leukämie- und Lymphomerkrankungen gehört. Hier bin ich also in besten Händen. Die Praxis ist modern, freundlich und hell. Kein weißer Kittel weit und breit. Kein Krankenhaus-Mief. Im Wartezimmer hängen Bilder, die auf sehr kunstvolle, ästhetische Weise mit dem Thema Blut »spielen«.

Ich lerne Dr. Andreas Hausmann kennen, mit dem ich mich auf Anhieb verstehe – ein sportlicher, sympathischer Mann in Jeans und Poloshirt, etwa mein Alter. Er weiß erstaunlich viel über mich. Nicht nur über den Leukämiepatienten, sondern auch über den ehemaligen Stabhochspringer Tim Lobinger.

## *Mittwoch, 29. März 2017*

Unsere Freunde Georg und Karin haben auf Karins Website eine bewegende Videonachricht an ihre Follower veröffentlicht. Georg ist Profifußballer beim FC Augsburg und Karin eine erfolgreiche Mode-Bloggerin, besser bekannt als Constantly_K, und in Österreich bekannte Moderatorin. In ihrer Botschaft geht es um einen »engen Freund«, bei dem Leukämie diagnostiziert wurde und der dringend einen Stammzellenspender braucht, um eine Chance auf ein Weiterleben zu bekommen. In Österreich seien nur wenige Tausend Spender registriert. Daher der dringende Aufruf: Geht spenden! Es ist ganz einfach und ihr könnt ein Leben retten!

Ich bin tief berührt, wie sich meine Freunde für mich ins Zeug legen.

# ALS FUSSBALL MEIN LEBEN WAR

## *Donnerstag, 30. März 2017*

Georg Teigl gehört zu den Spielern, mit denen ich bei RB Leipzig besonders gern zusammengearbeitet habe. Hoch talentiert, fokussiert, dazu seine lässige Art – ich habe den jungen Österreicher damals sofort ins Herz geschlossen. Seine Freundin Karin hatte sich bald mit Alina angefreundet. Spieler wie Georg waren einer der Gründe, warum ich mich in der Welt des Fußballs sofort wohlgefühlt habe.

Überhaupt war der Weg von der Leichtathletik zum Fußball gar nicht so weit, wie viele vermuten. Das Ende meiner Stabhochsprung-Karriere zeichnete sich bereits in der Saison 2011 ab, als ich bei den Wettkämpfen immer öfter hinter meinen Leistungserwartungen zurückblieb. Dennoch lebte der Traum von der Teilnahme an den Olympischen Spielen in London 2012 weiter, es wären meine fünften gewesen. Bei den Deutschen Leichtathletikmeisterschaften in Wattenscheid kam ich in jenem Jahr jedoch weder unter die ersten drei (es gewann damals Malte Mohr) noch übersprang ich die Olympia-Qualifikationshöhe von 5,70 Metern. Damit war die Sache vom Tisch. London, ade. Vermutlich bald auch: Leistungssport, ade. Einen Plan für einen offiziellen Rücktritt oder einen Abschiedswettkampf hatte ich nicht. Ich wollte mich still und leise von der Bühne der Leichtathletik verabschieden.

Der Kontakt zum Fußball bestand seit Beginn der 1990er-Jahre. Speziell mit den Trainern in Leverkusen und beim FC Köln tauschte ich mich rege über die verschiedenen Trainingsmethoden aus. In dieser Zeit begann ich auch mein Studium der Sportwissenschaften an der Sporthochschule Köln.

In den folgenden Jahren verbrachte ich viel Zeit mit Weiterbildungen im Bereich der Trainingslehre und Physiotherapie. Außerdem nutzte ich meine zahlreichen Aufenthalte in Stellenbosch in Südafrika – dort war das winterliche Trainingslager vieler deutscher Leichtathleten –, um mich an der dortigen Universität im Bereich der Rehabilitation fortzubilden. Zusätzlich erfuhr ich dort viel über das Athletiktraining und die Trainingssteuerung von Rugby-Mannschaften.

In Deutschland betreute ich schon während meiner Laufbahn verschiedene Fußballer. Speziell die Zeit mit dem Torwart Michael Rensing und dem Mittelfeldspieler vom FC Barcelona Aljaksandr Hleb waren eine wichtige und schöne Erfahrung, die mich darin bestärkten, meinen Weg in der athletischen Betreuung von Fußballern weiterzuverfolgen. Bei Michael Rensing ging es um die Optimierung seiner Leistungsfähigkeit, bei Aljaksandr Hleb um die Wiederherstellung seiner Spielfähigkeit nach einer schweren Knieverletzung. Bei verletzten Spielern muss man natürlich im engen Schulterschluss mit Ärzten und Physiotherapeuten arbeiten. Wie weit darf man mit dem Athleten gehen? Welche Übungen helfen ihm, welche nicht? Es gibt kein vorgefertigtes Trainingsprogramm. Jede Einheit muss individuell auf den Athleten zugeschnitten werden.

Das gilt natürlich auch für gesunde Spieler, die zur Verbesserung ihrer Fitness mit mir arbeiten. Die Anforderungen im heutigen Fußball sind an jeden Spieler enorm hoch. Man liest ja immer wieder über die hohen Laufleistungen. Brachte es ein Stürmer in den 1970er-Jahren auf rund sechs Kilometer pro Spiel, ist es heute das Doppelte. Auch die Robustheit muss gezielt verbessert werden. Nach einem Foul gleich wieder aufstehen und weiterspielen zu können, ist das Ergebnis harter Arbeit. Ich versuche, immer zu erkennen, welche Übungen dem Spieler Spaß machen und welche nicht. Ständig wird der Trainingsplan neu zusammengestellt. Und irgendwie sehe ich da die Parallelen zu meiner Krankheit. Der Therapiefahrplan wird auch nach jeder Blutanalyse neu justiert. Nichts ist vorgegeben, nichts festgeschrieben.

Eines Tages bekam ich einen Anruf von Oliver Mintzlaff. Ich kenne Oliver aus der Zeit, als er Marketingleiter bei Puma war, meinem damaligen Sponsor. Anschließend wurde er der Geschäftsführer von Ferber Marketing, einer Sport- und Künstlermarketingagentur. Abgesehen davon sind wir in derselben Region in der Leichtathletik groß geworden.

In seiner Funktion als Geschäftsführer beriet er unter anderem den Fußballtrainer Ralf Rangnick. Oliver berichtete, dass Red Bull mit dem Fußballverein RB Leipzig ehrgeizige Pläne habe (RB steht übrigens für »RasenBallsport«, da der Firmenname Red Bull im Vereinsnamen gemäß einer DFB-Satzung nicht erlaubt war). Der Viertligist sollte sich möglichst ohne lange Umwege nach oben hangeln, mit dem Ziel Bundesliga. Red-Bull-Inhaber Dietrich Mateschitz würde keine Mittel und Wege scheuen, um Top-Leute für diese verwegene Mission zu gewinnen. Ralf Rangnick war als Sportdirektor für RB Leipzig und Red Bull Salzburg geholt worden. Alex Zorniger wurde als Trainer bei Leipzig verpflichtet. Für mich stand in der Anfangsphase unserer Gespräche auch die Option Salzburg im Raum, aber diese Alternative zerschlug sich dann schnell wieder.

Alina war von Leipzig nicht gerade begeistert. Salzburg wäre ihr zehnmal lieber gewesen. Keine zwei Autostunden von München entfernt, zudem hätte auf halbem Weg der Wohnort ihrer Mama und ihres Stiefvaters gelegen. Aber auch sie wusste: Das Leben ist kein Wunschkonzert und ringt einem so manchen Kompromiss ab. Unser vorläufiger Plan sah vor, dass ich mir eine Wohnung in Leipzig nehmen sollte, wir die Wohnung in München-Giesing vorerst behielten und Alina dann im Laufe des darauffolgenden Jahres nachkommen würde. Sie wollte klären, ob sie weiterhin für *RTL Exclusiv* arbeiten könnte. Leipzig war ja nicht so das ganz große

Society-Pflaster, aber in Berlin sah es schon wieder ganz anders aus, und von Leipzig aus würden sich die Berlin-Events bequem abdecken lassen.

Eine typische Wochenendbeziehung würde es wohl eher nicht werden, da an den Wochenenden zumeist die Spiele stattfanden.

Na ja, irgendwie würden wir das schon hinbiegen. Alina freute sich für mich über diese spannende Karrierechance und konnte sich nach und nach mit der Idee eines Wohnortwechsels anfreunden. Ich war damals auch von Köln zu ihr nach München gezogen, und so schien es ihr nur fair, den nächsten Schritt mit mir zu gehen.

Den Telefongesprächen folgten persönliche Treffen mit Ralf Rangnick und Alexander Zorniger, dann waren wir uns einig. Am 4. Juli 2012 wurde ich offiziell als leitender Athletiktrainer von RB Leipzig vorgestellt.

»Verleiht Tim Lobinger den Bullen Flügel?«, titelte kurz darauf die *Bild*-Zeitung. Und weiter: »Ralf Rangnick und Alexander Zorniger hatten am Mittwoch ihren ersten Auftritt in Leipzig. Für das einzig gültige Saisonziel – den Aufstieg – wird der Club mächtig umgekrempelt. Sie brachten gleich den ersten prominenten Neuzugang mit. Stabhochspringer Tim Lobinger soll den Kickern künftig Flügel verleihen.«

Dann ging es Schlag auf Schlag. Nur wenige Tage nach der endgültigen Entscheidung traf ich in Leipzig ein, wo mir die Trainer, Spieler und Funktionäre einen sehr schönen Empfang bereiteten. Schon am Tag der Pressekonferenz fand das erste Training statt, und so wärmte ich erst die gesamte Mannschaft auf, bevor ich mich dann um die verletzten Spieler kümmerte. Und das keine zwei Wochen nach meinem letzten Wettkampf im Stabhochsprung, der von mir nicht wirklich als mein letzter Wettkampf angedacht worden war. Aber so hatten sich meine Pläne nun plötzlich geändert, und alle für den Verlauf des Sommers vorgesehenen Starts mussten abgesagt werden.

Es waren tolle vier Jahre mit RB Leipzig. Die Mannschaft erfüllte die hochgesteckten Erwartungen und Ziele und stieg im Eiltempo in die dritte, dann in die zweite Bundeliga auf. Nach einer einjährigen Verschnaufpause in der zweiten Liga schafften die Leipziger tatsächlich den Aufstieg in die Bundesliga. Ich habe die rasante Veränderung des Vereins aus nächster Nähe miterlebt, habe die Dynamik genossen, wurde von der Euphorie mitgetragen. Die Anzahl der Trainer erhöhte sich deutlich, es kamen weitere Rasenflächen dazu, und die Trainingseinrichtungen wurden optimiert.

Natürlich lastete auf jedem der Leistungsträger ein großer Druck, aber das wusste jeder, der bei dieser Mission mit an Bord sein wollte. Die flache Hierarchie bei RB Leipzig ermöglichte mir viel. Ich war bei jeder taktischen Trainer- und Mannschaftssitzung dabei. Ich lernte viel über den modernen Fußball und die angestrebte Spielphilosophie von RB. Das Pressing ist in der Spielphilosophie das zentrale Thema: Hier geht es darum, bestimmte Bereiche des Spielfeldes so zu verengen, dass die gegnerischen Ballbesitzer unter Druck geraten. Ziel ist es, in Ballnähe eine Überzahlsituation zu schaffen, um dann gezielt den Ball zu erobern. Alle Spieler müssen abgestimmt aufeinander reagieren. Das ständige Anrennen auf den Gegner, mal über kurze, mal über längere Distanzen, erfordert eine enorme Laufbereitschaft und Kondition der Spieler. Die Anzahl der schnellen Läufe und Sprints ist enorm gestiegen. Die Vereine müssen ihre Profis deshalb immer fitter machen – und genau das war ein Teil meiner Aufgabe bei RB Leipzig.

Außerdem war ich verantwortlich für die sportlichen Pläne zum Bau und zur Gestaltung des neuen Nachwuchs-Leistungszentrums und für die zur Spielweise passende Athletik-Philosophie.

Die Planung der Krafträume, der Spiel- und Turnhalle, des Lauftunnels und des Outdoor-Geländes für die Motorik- und Kraftübungen … es war alles sehr intensiv und beflügelnd. 2015 konnte das Leistungszentrum eingeweiht werden. Natürlich war der anhaltende Erfolg der Mannschaft die maßgebliche Triebfeder für alles. »Red Bull verleiht Flügel« – so abgedroschen der alte Energiedrink-Slogan klingen mag: Für mich galt er.

Der junge Verein polarisierte die Fußballwelt und brachte die Fans der gegnerischen Mannschaften gegen sich auf. Der Weg von RB Leipzig in die Bundesliga war mit Hasstiraden, Plakataktionen und Angriffen gepflastert. Ich persönlich war nie Ziel der Aggressionen. Ich war dabei, als der Mannschaftsbus attackiert, die Scheiben eingeworfen wurden. Und natürlich gehörten im ersten Jahr üble Beschimpfungen dazu. Mir selbst wurde als Ex-Hochleistungssportler ein gewisser Respekt entgegengebracht. Meist lautete der Tenor: »Wir mögen den Verein nicht. Aber cool, dass du in Leipzig bist.«

Und vielleicht würde RB Leipzig es ja schaffen, den ostdeutschen Fußball wieder in die Bundesliga zu bringen.

In der Saison 2015/16 wollten sich die Roten Bullen die Butter nicht mehr vom Brot nehmen lassen und keinesfalls eine weitere Ehrenrunde in der zweiten Liga drehen. Allerdings gärten Spannungen innerhalb der Trainercrew. Es gab unterschiedliche Auffassungen über allerlei Strategisches, über die Methoden, die Aufstellung. Und auch über die Trainingssteuerung und athletische Inhalte. Nun gehörten Diplomatie und Zurückhaltung nie zu meinen herausragenden Stärken. Und so funkte ich ehrlich dazwischen, sicher nicht immer glücklich in Bezug auf Timing und Wortwahl. Irgendwann spürte ich Gegenwind, es war Sand ins Getriebe geraten.

Vor dem letzten Spiel der Saison 2014/2015, im Mai 2015, ließ Oliver Mintzlaff, mittlerweile RB-Leipzig-Vorstand, meine Versetzung in die U-23-Mannschaft anklingen, da der komplette Trainerstab ausgewechselt werden sollte. Ich nahm den Vorschlag nicht wirklich ernst – bis mich Oliver eine Woche später während meines Mallorca-Urlaubs auf dem Handy erreichte. Es sei beschlossene Sache: Ich sei künftig für die U 23 und die Athletiktrainerausbildung zuständig und ab diesem Tag nicht mehr verantwortlicher Athletiktrainer bei den Profis. Das saß. Es war, als hätte ich einen gewaltigen Magenschwinger bekommen. Der neue Job war eindeutig eine Degradierung. Ich würde künftig bei den Spielen der RB-Profis nicht mehr auf der Bank sitzen, sondern diese zu Hause auf Sky verfolgen. Einen positiven Aspekt gab es allerdings: Im Oktober würde unser Kind zur Welt kommen, und ich hätte nun vielleicht etwas mehr Freiraum, um das Familienleben zu genießen.

So versuchte ich das auch Alina zu verklickern. Sie lächelte milde und nickte. Denn sie wusste: Hier redet sich Tim gerade eine schwere Niederlage schön.

Die Arbeit mit den Jungs der U 23 machte mir dann viel Freude, und es bereitete mir auch keine Schwierigkeiten, mich für die neue Aufgabe zu motivieren. Im Verein jedoch drehte sich alles um den Aufstieg in die Bundesliga, und irgendwann war die Luft bei mir raus. Ich spürte, dass meine Zeit bei dem Verein zu Ende ging.

## *Freitag, 31. März 2017*

Es geht mir einfach nur gut. Die Beschwerden halten sich in Grenzen, obwohl – oder gerade weil? – ich tagtäglich Hammermedikamente in mich hineinschaufeln muss. Die Packungen sind schnell aufgebraucht, und ich brauche ständig neue Rezepte aus der Klinik. Zuerst fahren wir in die Apotheke zum Bestellen, später zur Abholung – allein damit lässt sich ein Tag ganz gut ausfüllen. Hinzu kommen die schönen Spaziergänge mit Alina und Okki, mit denen sich der eine oder andere Apotheken-Stopp verbinden lässt.

Die Stunden der Freude und Unbekümmertheit sind Balsam für meine Seele. Manchmal kommt der Uropa mit seinem E-Bike vorbei, wenn er es vor Sehnsucht nach Okki einfach nicht mehr aushält. Das Beste: Es gelingt mir immer wieder, den Krebs gedanklich auszublenden, ihn ins Abseits laufen zu lassen, ihn zu ignorieren. Mir ist klar, das wird er sich nicht lange bieten lassen und Mittel und Wege finden, sich wieder in den Vordergrund zu spielen. Was zählt, ist aber das Heute. Und heute ist ein guter Tag.

## *Montag, 3. April 2017*

Das Hoch hat sich noch nicht vertreiben lassen. Von den Nebenwirkungen ist nichts zu spüren, ich fühle mich energiegeladen und vital. Gestern waren wir auf einer langen Familienradtour, hinterher sind wir in einer Pizzeria eingekehrt. Dank des warmen Wetters konnten wir auf der Terrasse im Freien sitzen. Drinnen im Lokal mit anderen fremden Menschen wäre es wegen der hohen Ansteckungsgefahr zu riskant gewesen.

Ich kann viel mit Okki spielen, basteln und lesen. Weil ich im Hinterstübchen weiß, dass sich dieser Zustand von einer Minute auf die andere ändern kann, koste ich die Familienzeit ganz bewusst aus. Sogar die Büroarbeit geht mir leicht von der Hand. Immer noch sind Rechnungen zu schreiben und Steuerdinge zu erledigen. Heute Nachmittag war ich sogar im FT-Club und habe zwei Kunden trainiert. Auch wenn ich nicht jede Übung mitmachen konnte, ging alles gut über die Bühne.

## *Mittwoch, 5. April 2017*

In der Nacht meldet sich meine linke Schulter mit fürchterlichen Schmerzen zu Wort. Nur im Sitzen finde ich ein wenig Schlaf. Die Schulter hat schon zu meiner Zeit als Athletiktrainer in Leipzig immer wieder Ärger gemacht, wenn ich mich nicht genügend aufgewärmt hatte und eine Übung demonstrieren wollte. Viel erklären, viel mitmachen, viel zeigen – das war immer meine Trainerdevise.

Ich lasse mir bei meinem Orthopäden Frank Styra für den Nachmittag einen Termin zum Ultraschall geben. Die Untersuchung zeigt eine mäßige Entzündung an der Stelle, die mir schon immer Probleme bereitet hat. Ich bekomme eine entzündungshemmende Spritze, was in meiner Sportlerzeit meist schnell und effektiv geholfen hat.

Leider lässt die lindernde Wirkung schon nach wenigen Stunden nach. Ich kann die Angst, dass die Beschwerden etwas mit der Leukämie zu tun haben, nicht ganz zurückdrängen. Die Versuchung, meine Krankheit zu googeln, ist groß. Aber ich halte mich an den beschwörenden Rat von Familie und Freunden, dies bleiben zu lassen.

Als mich die höllischen Schulterschmerzen gegen Abend in den Wahnsinn zu treiben drohen, rufe ich Martin Dorn an, der verspricht, sofort zu mir nach Hause zu kommen. Martin hat mich als Physiotherapeut über Jahre als Sportler am Olympiastützpunkt München, bei Wettkämpfen und auch in Trainingslagern in Südafrika betreut. Ich war so glücklich, Martin zu sehen und dankbar, dass er mir für den Moment die Schmerzen lindern konnte.

## *Donnerstag, 6. April 2017*

Mein Haar hat sich in einen Fleckenteppich verwandelt, und mein Bart erinnert mich an meine ersten Rasuren. Auf den ersten Blick sehe ich ziemlich ungepflegt aus. Alina rasiert mir im Garten bei Sonnenschein noch einmal den Kopf. Weg mit dem Geflusel.

Die letzte Nacht zu Hause steht an, bevor ich morgen im rechts der Isar zur Chemo-Runde Nummer zwei einchecke. Traudl hat noch einmal aufgekocht: Spaghetti bolognese und danach Kaiserschmarrn. Damit ist das Wellness-Verwöhnprogramm nun zu Ende. Ich ringe die aufkeimende Sentimentalität nieder. Was sein muss, muss sein. Der Weg zur Genesung ist weit, aber ein kleines Stück ist immerhin geschafft. Für meine innere Stärke belohne ich mich mit einer zweiten Ladung Kaiserschmarrn.

Ein letztes Mal bringe ich Okki in die Badewanne, die mit seinen bunten Schwimmtieren gut besetzt ist. Ich lasse ihn nach Herzenslust herumplanschen, binnen Minuten ist mein T-Shirt durchnässt. Dann gibt es noch ein telefonisches Toi-toi-toi aus Meckenheim. Ich versichere meinen Eltern und Babett, dass alles in bester Ordnung ist. Eigentlich hatte ich mir vorgenommen, ihnen nicht den coolen Indianer vorzuspielen. Aber ich spüre ihre Sorgen und ihre Hilflosigkeit, weil sie aus der Ferne nicht viel für mich tun können. Ich weiß – sie wären bedingungslos dazu bereit, mir meine Schmerzen und Ängste abzunehmen. Aber das können sie nicht.

## *Freitag, 7. April 2017*

Die erste Chemo-Runde hat mich völlig unvermittelt getroffen. Anstatt auf die Magen-Darm-Spiegelung vorbereitet zu werden, wurde ich als Notfallpatient ins Krankenhaus eingeliefert, und ehe ich mich versah, hing ich am Tropf. Jetzt, in der zweiten Runde, bin ich besser darauf eingestellt, und ich habe mir eingeredet, es müsste doch ein Vorteil sein, dass ich das Prozedere genau kenne. Aber Pustekuchen. Statt des Gefühls der Routine überfällt mich das nackte Grauen. Ich liege stundenlang wach und kann an nichts anderes denken als an diese ekelhafte Prozedur am Hals, mit der die Verbindung zum Infusionstropf hergestellt wird.

Entsprechend down und gerädert steige ich zu Alina ins Auto. Von Okki habe ich mich schon am Abend verabschiedet. Er schläft noch und ist in Omas Obhut.

Wie bestellt, treffen wir um acht Uhr auf der Station ein. Wie sich herausstellt, hätte ich mich zuerst am Empfang melden müssen. Also zurück über viele Treppen und endlos lange Flure. Unten erfahren wir, dass alle Betten belegt sind und ich erst einmal warten muss. Was für eine Scheiße! Meine Laune wird mit Betreten des Warteraums nicht gerade besser. Er ist hoffnungslos überfüllt, es wird geschnieft, geschnäuzt, geräuspert, gehüstelt und gehustet.

»Das nenn ich mal einen Superstart in den Tag«, flüstert Alina, die ebenfalls angepisst ist und kontrolliert, ob mein Mundschutz richtig sitzt.

Es wird Mittag, und ich sitze immer noch in dem Warteraum. Zwischendurch schauen wir noch einmal am Empfang vorbei, wie es denn nun mit mir weitergeht und ob die Zimmerfrage mittlerweile geklärt ist. Natürlich ist die Dame am Empfang kein bisschen schlauer als ich. Es bedarf einiger tiefer Atemzüge, um nicht auszuflippen. Die Empfangsdame kann ja nun am wenigsten dafür. So sieht er eben aus, der Alltag in den deutschen Großkliniken.

Alina muss sich verabschieden, weil ihre Mutter nur bis 14 Uhr bei Okki bleiben kann.

Irgendwann wird dann doch mein Name aufgerufen. Es geht zunächst zum Röntgen der Schulter, damit ein Bruch ausgeschlossen werden kann. Dann werden etliche Messungen durchgeführt, bevor ich den ZVK gelegt bekomme. Autsch! Ich wusste schon, warum mir so davor gegraut hat.

Diesmal baumeln gleich fünf Plastikschläuche mit verschiedenfarbigen Anschlüssen an meinem Hals. Bei Runde eins waren es nur drei.

Es geht auf den Abend zu, als ich das Krankenzimmer beziehe. Diesmal habe ich einen Bettnachbarn. Er hat die Augen weit geöffnet und scheint mich nicht wahrzunehmen. Als ich ihn mit einem Hallo begrüße, dreht er den Kopf weg. Na gut, dann eben nicht fast beste Freunde. Zumindest nicht heute Abend. Ist nicht mein Tag heute, das war von vornherein klar.

Ich whatsappe mit Alina, weil mein Bettnachbar schläft und ich ihn mit einem Telefonat nicht stören möchte.

»Oh weh, du Armer! Ich würde dir gern etwas abnehmen, wenn ich nur könnte«, schreibt sie.

Ich ärgere mich, weil ich durch die ewige Warterei so viel Zeit verloren habe. Wäre alles nach Plan gelaufen, hinge ich jetzt bereits seit Stunden am Chemo-Tropf und könnte am Sonntag wieder nach Hause. So wird es auf jeden Fall bis Montag dauern.

Normalerweise bin ich nicht so kleinlich. Aber das Krankenhaus ist nun einmal ein Ort, an dem ich keine Stunde länger als unbedingt nötig verweilen möchte. Zumal mir in nächster Zeit noch viele Klinikwochen bevorstehen.

Eine Portion Gelassenheit könnte ich jetzt dringend gebrauchen, aber davon bin ich meilenweit entfernt.

## *Samstag, 8. April 2017*

Die Nacht wird die erste Nacht seit über einer Woche mit mehreren Stunden Schlaf am Stück. Bis auf die normalen kleinen Unterbrechungen – die Toilettengänge und Kontrollen der Schwestern – finde ich tatsächlich die dringend benötigte Erholung. Keine schlimmen Träume, keine Angstattacken, keine Niedergeschlagenheit. Das tut wirklich gut.

Die Hälfte der viertägigen Chemotherapie habe ich hinter mir. Den verschenkten Mittwoch habe ich noch immer nicht ganz verwinden können. Mann! Ich hätte vielleicht morgen schon nach Hause gekonnt. Geduld war nie eine Stärke von mir. Vielleicht kann der Krebspatient Tim Lobinger ja etwas dazulernen.

Wieder mache ich meine Meter auf dem Flur, damit ich nicht auf meinem Krankenbett festwachse.

Ansonsten schleicht der Tag so vor sich hin. Ich lese die Live-Ticker der Bundesliga. Nach dem vielen Sitzen und Liegen fühle ich mich leer und unausgelastet. Und die Medikamente machen mich auch nicht so müde wie bei der ersten Chemotherapie. Ich werte das als positives Signal, mein Körper scheint diesmal zum Glück in einem besseren Zustand zu sein.

## *Sonntag, 9. April 2017*

Wieder eine Nacht, die ich möglichst schnell abhaken muss.

Mein Bettnachbar, mit dem ich noch kein Wort gewechselt habe und über den ich immer noch nichts weiß, hat offenbar starke Schmerzen. Er ächzt und stöhnt, ständig kommen die Schwestern, verabreichen ihm Medikamente. Für eine Weile ist Ruhe – dann geht es von vorn los.

Auch ohne die Action im Zimmer ist wegen der Schulter an Schlaf nicht zu denken. Ich glaube, ich habe noch nie so starke Schmerzen erleiden müssen. Ich befürchte, wahnsinnig zu werden. Ständig wechsele ich die Liege- oder Sitzposition. Panik und Verzweiflung nehmen nie gekannte Formen an. So geht es auf den Morgen zu.

Pünktlich zum Frühstück melden sich die Kopfschmerzen und die Übelkeit zurück.

Alina ist über Mittag für zwei Stunden da. Am Nachmittag hat sie zwei Freundinnen mit ihren Kindern zu uns nach Hause eingeladen. So etwas ist ja nur möglich, wenn ich im Krankenhaus bin. Sobald ich anwesend bin, muss der Kontakt zu den Kita-Kindern unterbleiben. Der Krebs diktiert den Alltag der ganzen Familie.

## *Montag, 10. April 2017*

Wer behauptet, dass die Zeit im Leben schnell vergeht, dem kann ich versichern: Im Krankenhaus an einem Wochenende, über ein paar Schläuche angehängt an eine surrende, brummende, ratternde, blinkende, piepsende Maschine, da kriechen die Minuten quälend langsam vor sich hin. Mein Gedulds-Mantra versagt seit dem gestrigen Nachmittag seinen Dienst. Ich bin nur noch genervt, und es gelingt mir gerade so, die Schwestern und Pfleger nichts von meinem Brass spüren zu lassen. Was die hier leisten, ringt mir auch in meinen verzagten Phasen alle Bewunderung ab!

Am Morgen spaziere ich bereits um 7.30 Uhr mit Tee und Infusionsständer den Gang auf und ab. Ich bin überreif fürs Auschecken. Aber die letzten Reste der Chemo und vor allem das Nachspülen zieht und zieht sich. Ich bringe das Frühstück hinter mich, dann heißt es weiter warten bis nach dem Mittagessen. Es zerreißt mich fast vor Ungeduld. Ich will einfach nur nach Hause. Raus aus dem Krankenhaus, das ich diesmal wie ein Gefängnis empfinde.

Als meine angetraute Fluchthelferin eintrifft, bin ich fix und fertig angezogen. Die Sporttasche ist gepackt. Beim Auschecken schlägt eine Flut an Informationen über mir zusammen – was zu organisieren, zu planen, an Tabletten zu besorgen und zu schlucken ist. So sehr ich das Raus-aus-der-Klinik herbeisehne, so unwohl wird mir bei dem Gedanken daran, die nächsten Wochen losgelöst von der medizinischen Obhut der Klinik und der Experten zu verbringen.

Wir suchen eine geeignete Apotheke in unserer Nähe auf und reichen die Rezepte für die Medikamente ein, die natürlich nicht vorrätig sind und morgen abgeholt werden müssen. Denn die Zeit zwischen zwei Chemo-Blöcken ist ja nicht als Behandlungspause zu verstehen. Ob im Klinikbett oder im eigenen: Mein Körper wird nonstop mit Hardcore-Medikamenten vollgepumpt. Der Krebs würde jede Lücke sofort erkennen und seine Angriffe auf mein Leben unvermindert fortsetzen. Und diese Suppe will ich ihm natürlich mit allem, was in meiner Macht steht, versalzen.

Dann endlich fahren wir in die Tiefgarage unserer Wohnung.

Rührung, Erleichterung, Erschöpfung – und das unbeschreibliche Glück, meinen kleinen Sohn in die Arme schließen zu dürfen.

# ZU HAUSE WOHNT DAS GLÜCK

## *Mittwoch, 12. April 2017*

Zu Hause zu sein tut so gut! Ich suhle mich in Glück und Dankbarkeit darüber, meine Familie und die vertraute Umgebung um mich haben zu dürfen. Okki hat natürlich einiges an Papa-Zeit nachzuholen und macht reichlich von seinem Recht Gebrauch. Gerade steht die Darda-Bahn hoch im Kurs. Die zusammensteckbare Rennbahn beherrscht praktisch das ganze Wohnzimmer, ständig sausen die aufziehbaren Autos über den Parcours. Alina und Oma werden nur Statistenrollen zugeteilt.

Abends kommen Traudl und Nik. Es gibt Frikadellen und Kartoffelsalat. Mir schmeckt es wie lange nicht mehr. Übelkeit und Kopfschmerzen sind seit dem Eintreffen zu Hause wie weggeblasen. Nur der Schmerz in der Schulter erinnert mich daran, dass die Zeit bis zur nächsten Chemo kein Wellnessurlaub ist.

Ich habe mir für morgen bei meinem Sportorthopäden einen Termin für eine Schulter-MRT geben lassen.

## *Freitag, 14. April 2017*

Wumm, jetzt habe ich den Salat. Leider eröffnet mir der Orthopäde am Vormittag, dass meine Schulterschmerzen nicht wie vermutet von einer Zyste, einer Sportverletzung oder einer chronischen Entzündung herrühren, sondern eindeutig eine Folge der Leukämie sind.

Die Krankheit hat im Schulterbereich wohl zu einer erheblichen Veränderung der Knochen- und Knorpelstruktur geführt. Die Osteolyse und Aufweichung des Schultergelenks passen ganz eindeutig zu meinem Schmerzbild. Und so wird aus dem kurzen Kontrolltermin ein langer Tag in der Klinik.

Bedingt durch die neuen Ergebnisse zum Zustand meine Schulter ist eine Strahlentherapie unausweichlich. Also bekomme ich einen Termin zur Aufklärung über die Strahlentherapie, abschließend folgt eine weitere Untersuchung der Schulter. Zur Vorbereitung der Bestrahlung muss ich eine CT erstellen lassen – und zwar inklusive der Anfertigung einer Art Maske, mit deren Hilfe meine Körperposition bei den künftigen Strahlenbehandlungen reproduzierbar gemacht werden soll. Die Anfertigung dieser Maske ist ziemlich skurril und funktioniert mithilfe eines Kunststoffabzugs von meinem Gesicht, ähnlich einem Gipsabdruck. Auf Brust und Rippen werden mit einem Permanent-Marker Linien gezeichnet, die zusätzlich benötigt werden und von mir für die nächsten Wochen selbst nachgezeichnet werden müssen. Die Bestrahlung soll punktgenau zum Bestrahlungsort zielen und keinesfalls streuen. Einfach crazy. All das findet auf dem CT-Tisch statt, und zwischendurch fahre ich mit meiner Liege in die Röhre. Es ist wie in einem schlechten Theaterstück, in dem mir unfreiwillig die Hauptrolle zugeteilt worden ist.

Als das alles geschafft ist, geht es aus dem Klinikum zurück in die Tagesklinik, wo ich zur Krönung noch eine Spritze in den Bauch bekomme. Danke, für heute reicht's!

Ich sitze zu Hause auf der Couch und kann immer noch nicht ganz glauben, was da heute alles mit mir geschehen ist. Ich werde das Gefühl nicht los, dass dieser Scheißkrebs mich verhöhnen und der Lächerlichkeit preisgeben will. Und dass er am längeren Hebel sitzt.

Alinas gefüllten Paprikaschoten gelingt es einigermaßen, mich vom Trübsalblasen abzuhalten.

## *Samstag, 15. April 2017*

Am Vormittag bin ich mit Okki auf dem Spielplatz. Wir haben einen Ball, Sandspielzeug und seinen Lieblingstraktor dabei, damit er sich nicht wieder bei anderen Kindern etwas borgen muss. Zwei Väter mit ihren Mädchen, etwa in Okkis Alter, sind da, beide in ihr Handy vertieft. Das würde mir nicht im Traum einfallen. Nicht, weil ich etwa ein besserer, aufmerksamerer, fürsorglicherer Vater wäre. Aber ich habe seit der Krebsdiagnose fortwährend die Befürchtung, bei meinen Kindern etwas zu verpassen. Offenbar hockt im Hinterstübchen die Angst, dass uns nicht mehr so viel Zeit miteinander bleibt.

Okki ist noch so klein. Wenn ich den Krebs nicht besiegen kann, wird mein Sohn später keine Erinnerung an mich haben. Auch Fee und Tyger haben ihre Leben noch vor sich. Ich möchte mitbekommen, wie sie sich als junge Erwachsene entwickeln, wohin sie sich beruflich orientieren. Ich möchte dabei sein, wenn sie eines Tages eine Familie gründen.

So sitze ich also auf der Bank und verfolge gerührt, wie Okki den beiden Mädchen nach anfänglicher Weigerung seine Sandschaufeln überlässt. Der tolle Traktor ist natürlich nicht verhandelbar.

An meinen Kindern merke ich, wie verwundbar ich bin. Durch sie wird mir klar, auf welch dünnem Eis sich meine ach so viel gerühmte Kämpfernatur bewegt.

## *Montag, 17. April 2017*

Zu meinem »Heimurlaub« gehören die beinahe täglichen Besuche in der Praxis. Die Blutwerte müssen kontrolliert werden, anschließend bekomme ich meinen nachjustierten Medikamenten-Fahrplan. Mit den entsprechenden Rezepten geht es zur Apotheke, die Medikamente holen Alina oder ich später ab ... Das ist der Rhythmus, der derzeit meinen Alltag bestimmt.

Es gibt zwischendurch aber immer wieder Highlights. Gestern zum Beispiel war Sebastian zum Training da, und ich habe einen Teil der Übungen vor- und mitmachen können. Natürlich mit leichteren Gewichten und mehr für den Rumpf, aber es war ein Genuss.

Sport setzt einfach Glückshormone frei. Und heute Morgen bin ich sogar mit einem leichten Muskelkater aufgewacht. Das hat mir ein paar Glücksmomente beschert und ein Lächeln aufs Gesicht gezaubert.

## *Dienstag, 18. April 2017*

Nach einem Kontrollbesuch in der Praxis und einer weiteren Spritze in den Bauch geht es zur ersten Strahlentherapie in die Klinik. Rauf auf die bewegliche Liege und ab unter die nun gehärtete Maske, die wie eine zweite, aber sehr harte Haut auf mir liegt und links und rechts am Tisch fixiert wird. Gesicht, Hals und Schultern sitzen fest in der Schale. Jegliche Bewegung soll verhindert werden.

Nach 15 Minuten ist alles vorbei. Aber 15 Minuten sind eine lange Zeit, wenn man nicht richtig atmen kann oder zumindest das Gefühl hat, nicht genügend Luft zu bekommen. Ich muss meine gesammelten Autosuggestivkräfte aktivieren, um nicht auszuflippen.

*Ganz ruhig, Tim. Einatmen, ausatmen, einatmen …*

## *Mittwoch, 19. April 2017*

Der Tag beginnt in der Praxis mit einer Infusion zur Härtung meiner Knochen. Natürlich inklusive Blutwerte-Check. Diese Infusion konnte mir wegen meiner Erkältung nach der ersten Chemotherapie nicht verabreicht werden. Ich bin gespannt, ob ich etwas merke.

Nach dem Besuch in der Praxis geht es weiter in die Klinik zu meinem zweiten Termin zur Bestrahlung meiner Schulter. Diese Termine stehen jetzt an jedem Werktag an. Insgesamt sind es zehn Termine, möglichst ohne Unterbrechung. Der Zeitaufwand ist beachtlich. Auch wenn ich derzeit keine nennenswerten Beschwerden habe, zeigt mir der Krebs, wie sehr er mich am Wickel hat.

## *Donnerstag, 20. April 2017*

»Tim, ich habe erfreuliche Nachrichten: Wir haben einen Spender gefunden.«

Doc Haus strahlt übers ganze Gesicht, als er mir bei meinem Besuch in der Leukämiepraxis diese ganz besonderen Neuigkeiten überbringt.

Ich starre ihn mit offenem Mund an. Alina, die mich ausnahmsweise begleitet, stößt einen Freudenschrei aus. Ich kann die Tragweite seiner Worte noch nicht ganz begreifen, weil Doc Haus die frohe Botschaft so ruhig und unaufgeregt vorgetragen hat, als hätte er mir einen Blutdruck von 120 zu 80 mitgeteilt.

Frau Dr. Verbeek vom rechts der Isar habe ihn soeben über die erfolgreiche Spendersuche informiert.

Erst jetzt steigen mir die Tränen hoch. Es gibt also jemanden, dessen Gewebemerkmale, die sogenannten HLA-Typen, zu 100 Prozent mit meinen übereinstimmen. Es mag abgeklärt klingen: Aber nachdem Professor Keller nach der Erstdiagnose die Wahrscheinlichkeit, bei meinem genetischen Stammbaum einen passenden Spender zu finden, mit 80 bis 85 Prozent angegeben hat, bin ich bezüglich der Spendersuche immer relativ gelassen und zuversichtlich gewesen. Mit der Situation, keinen Spender zu finden, habe ich mich nie ernsthaft auseinandergesetzt, da ich keinen Raum für pessimistische Gedanken schaffen wollte. Ich habe mich nie erkundigt, wie lange die Suche dauern kann oder wie sie im Detail abläuft. 85 Prozent – das ist eine ganze Menge für jemanden wie mich, dessen Überlebens- und Heilungschancen mit Sicherheit weit unter 85 Prozent liegen.

Ich dachte mir immer: Es wird schon hinhauen. Und so bin ich mit einer ganz vorsätzlichen medizinischen Naivität meinen Weg gegangen. Meine Energie habe ich mir für die schweren Behandlungen und den Krebsalltag aufgehoben.

Die Mitteilung von Doc Haus ist für mich so etwas wie eine Bestätigung, dass alles in eine gute Richtung läuft. Erst auf dem Nachhauseweg schwappt die Freude so richtig über. Der Spender gibt diesem endlos langen Weg mit all den komplexen, schwer nachvollziehbaren Behandlungen etwas Greifbares. Und man muss sich immer wieder vor Augen halten: Ohne einen Spender macht die ganze Behandlung keinen Sinn. Ohne Spender gibt es keine Chance, weiterleben zu können. Plötzlich fühlt es sich so an, als sei das schlingernde, irrlichternde Schiff Tim Lobinger hart auf Kurs zu seinem Zielhafen.

Alina und ich teilen die freudige Nachricht unserer Familie und unseren Freunden mit. Sie schlägt natürlich ein wie eine Bombe und wirkt auf uns alle wie ein hoch konzentrierter Energiedrink.

## *Freitag, 21. April 2017*

Der nächste Termin in der Praxis, abermals bekomme ich eine Infusion. Diesmal mit Plasma, um meine Blutwerte weiter zu stabilisieren. Und auch das dauert ein wenig. Und natürlich steht auch wieder ein Termin zur Bestrahlung an.

Ein wenig belastend ist dieser ungewohnte Zeitaufwand schon. Eigentlich fühle ich mich wirklich gut, gesund, und so bedeutet es einen gewissen Stress, an meinen tatsächlichen Zustand erinnert zu werden. Wirklichen Abstand zur Klinik bekomme ich so nicht. Zumindest sind es die letzten Termine für diese Woche. Zum Glück haben die Beschwerden in der Schulter stark nachgelassen – da will ich kein schlechtes Wort über die Strahlentherapie verlieren. Nachmittags kann ich zwei Kunden im FT-Club betreuen. Das bringt nicht nur eine willkommene Abwechslung zur Klinik-Praxis-Routine, sondern zeigt mir auch, dass ich – mit Einschränkungen – funktionsfähig bin und ein wenig Geld verdienen kann.

Natürlich macht der eine oder andere große Augen, wenn er oder sie mich zu Gesicht bekommt. Die Krankheit lässt sich nicht verbergen. Ich bin glatzköpfig, abgemagert, fahl im Gesicht, habe matte Augen. Ich kenne mein Spiegelbild. Aber damit habe ich kein Problem.

Von Beginn an habe ich mit offenen Karten gespielt. Ich bin auf meine Kunden geradezu zugestürmt, um mich mit einem Lächeln in meinem neuen Cancer-Look zu präsentieren. Statt Händeschütteln gab's den Krebs-Check, Faust an Faust. Damit habe ich verhindert, dass eine unangenehme Situation entsteht, weil meine Kunden mich vielleicht nicht sofort erkennen und in der Weite der Halle nach dem langhaarigen Tim suchen. Die Leichtigkeit habe ich tatsächlich nie spielen müssen. Ich bin einfach nur froh und dankbar, wenn ich mein Schicksal und meinen Krebs-Alltag vor der Clubtür anleinen kann.

Im Training lasse ich dann sämtliche Fragen zu und spreche ganz ehrlich über meine Krankheit. Es ist nun einmal, wie es ist. Kein Futzelchen besser, aber – dreimal auf Holz geklopft – auch nicht schlimmer. Ich merke im Gespräch mit meinen Trainingspartnern, wie sehr ich mich im Verlauf der letzten Wochen zum Leukämie-Experten gemausert habe. Learning by Doing – auch wenn ich mir diese bestimmte Fortbildung nicht ausgesucht habe.

Die Fragen der Leute im FT-Club sind genau die Fragen, die ich selbst vor dem 3. März an einen Leukämiekranken gestellt hätte. Sie führen mir vor Augen, wie wenig Konkretes man über diese Krankheit weiß.

Nach dem gesundheitlichen Update steht dann das Training im Mittelpunkt – und auch das normale Leben meiner Trainingspartner mit deren Alltagsbelangen und -sorgen. Es tut so gut, wenn sich nicht immer alles um mich dreht.

Natürlich schwebt die Gefahr einer Ansteckung wie ein Damoklesschwert über mir. Aber auch damit lerne ich umzugehen. Ständiges Händedesinfizieren und grundsätzlich der Mundschutz, wenn es hinaus in die Öffentlichkeit geht. Ich empfinde das inzwischen als Routine und nicht mehr als Schikane, auch wenn ein Restrisiko bleibt.

## *Sonntag, 23. April 2017*

Charlotte hat heute im Club ein Live-Treffen mit 25 Frauen, mit denen sie eine gut vierstündige Veranstaltung durchziehen wird – inklusive zweistündigem Training mit vielen Übungen aus den Programmen, die ich für Charlottes Homepage zur Verbesserung von Fitness und Figur geschrieben habe. Normalerweise sollte ich bei diesem Event dabei sein. Aber da wir meine Krankheit noch nicht offiziell gemacht haben, sehen wir von meiner Teilnahme ab. Charlottes »Löwinnen«, wie sie ihre Fitnessteilnehmerinnen nennt, kennen mich aus den Videos ja nur mit üppiger Haarpracht. Mein neuer Look würde womöglich auf die Stimmung drücken.

Über das Thema Öffentlichkeit denke ich in diesen Tagen öfter nach. Ich spüre den wachsenden Druck auf meiner (ohnehin schon schwer angeschlagenen) Schulter. Über Freunde und Bekannte bekomme ich mit, dass Gerüchte über meine Leukämieerkrankung die Runde machen. Auch mein Freund Nikolaus »Mini« Karpf, der für Red Bull arbeitet, meinte, er sei schon einige Male auf mich angesprochen worden. Offenbar sei in Sportkreisen etwas durchgesickert und er wisse allmählich nicht mehr so recht, wie er reagieren soll.

Ich habe das Thema mit Sebastian diskutiert, und auch er ist der Meinung, dass wir bald mit einer Meldung über meine Krankheit an die Öffentlichkeit gehen sollten. Damit würden wir der Gefahr vorbeugen, dass eine mit Halbwahrheiten und Spekulationen gespickte Sensationsnachricht durch die Medien geistert. Auch Alina ist dafür. Als langjährige Redakteurin bei *RTL Exclusiv* kennt sie die Mechanismen.

Es ist besser, wenn wir in die Offensive gehen und selbst Art und Inhalt der Verlautbarung bestimmen können. Wobei wir aber nichts überstürzen müssen, wie ich finde.

## *Montag, 24. April 2017*

Ich bin mit Schnupfen aufgewacht. Vermutlich habe ich mich bei Okki angesteckt, bei dem die Nase seit dem Wochenende läuft. Wahrscheinlich habe ich ihn, verlockt durch die schönen Frühlingstage, beim Spazierengehen letzte Woche nicht warm genug angezogen. Außerdem ist er mit seiner Jogginghose und leichten Schuhen in die Pfützen gesprungen. Normalerweise würde man einem solchen Zwischenfall keine Bedeutung beimessen. Aber bei mir ist ein Schnupfen eben alarmierend. Zum Glück sind die Blutwerte zufriedenstellend, und mein Arzt in der Praxis gibt grünes Licht für das Training heute Nachmittag. Ich trainiere mit Joshua und anschließend mit Sebastian im Kraftraum.

Zu Hause bekommen wir Besuch von Mark, einem ehemaligen Kollegen von Alina, und seiner Freundin Sandra. Ich trage vorsichtshalber meinen Mundschutz. Sandy ist Lehramtsstudentin und will uns von nun an als Babysitterin für Okki unterstützen. Das wird vor allem dann eine große Hilfe sein, wenn die nächsten Klinikaufenthalte anstehen. Wir müssen für einige Wochen auf die Unterstützung von Alinas Mama Brigitte verzichten. Sie und ihr Mann Chris verbringen einen Teil des Jahres in Alaska (wohin Chris schon als junger Mann ausgewandert ist und wo er ein Skigebiet aufgebaut hat).

Brigitte hatte ihre geplante Abreise wegen »meiner Geschichte« zunächst nach hinten verschoben und eigentlich ganz abblasen wollen. Aber Chris soll in Alaska demnächst ein neues Knie bekommen, und auch wenn dieser Eingriff im Vergleich zu meiner Krankheit eher harmlos wirkt, handelt es sich nicht gerade um einen Klacks.

Gestern habe ich mit Chris über FaceTime telefoniert. Er hat mir versichert, dass er vollstes Verständnis hätte, wenn Brigitte bei uns in München bliebe. Er selbst hat seine erste Frau an den Krebs verloren und weiß, wie wichtig der Familienzusammenhalt ist.

Aber das hätten Alina und ich nicht gewollt. Und so haben wir, glaube ich, einen guten Kompromiss gefunden: Brigitte ist nach Alaska geflogen, will aber zurückkommen, sobald Chris mit seinem neuen Knie wieder halbwegs fit ist. Oma und ihr Okki sind also jetzt für mehrere Wochen getrennt. Das wird eine ziemliche Umstellung für uns alle.

### *Dienstag, 25. April 2017*

Es ist wieder kalt geworden, und meine Erkältung hält sich hartnäckig. Ich bin unruhig und voller Sorge. Wenn sich zu dem Schnupfen auch noch Fieber gesellen sollte, dann muss ich die tägliche Einnahme der Medikamente zur weiteren Bekämpfung der Leukämie absetzen. Außerdem wollen mich Fee und Tyger über das lange Wochenende besuchen. Ich habe meine beiden großen Kinder seit der Diagnose noch nicht gesehen, und die Vorfreude auf ein Wiedersehen ist riesig.

Traurigkeit überrollt mich bei dem Gedanken, dass ich meine Kids ausladen muss. Es läuft nicht wirklich rund zurzeit, und ich bin stinkig, weil sich alle Mächte gegen mich verschworen haben.

### *Mittwoch, 26. April 2017*

Die Erkältung geht zu meiner unbeschreiblichen Erleichterung zurück. Das heißt, ich kann den Kindern grünes Licht für ihren Besuch in München geben.

Seit einigen Tagen fallen meine Wimpern aus. Die Wimpernreihe sieht aus wie ein Gartenzaun, in dem einige Latten fehlen. Der Look stört mich weit weniger als die Tatsache, dass immer wieder einzelne Wimpern im Auge landen. Vergangene Nacht bin ich von einem stechenden Schmerz im Auge aufgewacht.

## *Donnerstag, 27. April 2017*

Nach dem Kontrollbesuch in der Praxis und einem weiteren Bestrahlungstermin war ich mit Joshua und seinem Manager Dany in der Innenstadt beim Mittagessen. Restaurant-Premiere für mich seit der Krebsdiagnose. Eigentlich sollte ich mich nicht unter viele Menschen in einem geschlossenen Raum wagen. Aber es war noch vor zwölf Uhr und das Restaurant kaum besetzt, wie Danys Voraus-Check ergab. Also habe ich mich auf dieses kleine Abenteuer eingelassen und es ausgiebig genossen.

## *Freitag, 28. April 2017*

Endlich! Fee und Tyger sind zu Besuch und sehen mich das erste Mal nach der Krebsdiagnose. Die Zeit mit ihnen ist intensiv, und die ersten Sekunden des Wiedersehens muss ich ziemlich mit den Tränen kämpfen. Ich weiß nicht genau, warum. Ich möchte vor meinen Kindern um keinen Preis der Welt Schwäche zeigen. Ich will nicht weinen. Ich will der starke Papa sein, so wie sie ihn kennen. Den nichts umhaut, der sich von nichts ins Bockshorn jagen lässt.

Natürlich merke ich ihnen das Entsetzen an, das sie bei meinem erbärmlichen Anblick beschleicht. Das ist wohl nicht einmal der Schatten des Papas, den sie kennen. Ich möchte Zuversicht ausstrahlen und meinen großen Kindern nicht das Gefühl geben, dass sich der Krebs meines Lebens bemächtigt hätte – auch wenn er sich in Wahrheit längst in jeder Nische unserer Wohnung eingenistet hat.

Die Freude über das Wiedersehen mit Fee und Tyger ist unbeschreiblich. Natürlich berichtete ich ausführlich über meine Krankheit und die kommenden Behandlungsschritte. Aber dann schieben wir meine Krankheit schön zur Seite. Es gibt andere, wichtigere Dinge als Tim und seinen Krebs – schließlich haben die beiden auch ein Leben.

Kein sportlicher Erfolg dieser Welt ist vergleichbar mit dem Erfolgserlebnis und dem Stolz, den ich bei meinen Kindern verspüre. Ich habe sehr früh geheiratet und bin mit 22 Jahren zum ersten Mal Vater geworden. Fee kam 1995 zur Welt, Tyger vier Jahre später. Ich muss zugeben, dass es in erster Linie meine erste Frau Petra war, die sich um die Erziehung und Betreuung der Kinder gekümmert hat, während ich meist auf Wettkämpfen unterwegs war. Die Karriere eines Hochleistungssportlers ist bekanntlich kurz, in der Leichtathletik umspannt sie vielleicht 15 Jahre. In dieser Zeit heißt es: Heu machen, solange die Sonne scheint.

Wir Stabhochspringer tourten in der Wettkampfsaison von einem Leichtathletik-Meeting zum anderen. Im winterlichen Trainingslager in Südafrika war die Familie allerdings stets dabei. Auch meine Schwiegereltern waren mit vor Ort, und so verbrachte vor allem Fee ihre frühe Kindheit zu großen Teilen im Schoß der Großfamilie.

Es gelang mir trotz der vielen Abwesenheiten, ein wunderbares Verhältnis zu Fee und Tyger aufzubauen. Petra hielt mir den Rücken frei und unterstützte mich in meinem sportlichen Tun. Bei dieser Rollenverteilung waren wir uns einig. Aber die partnerschaftlichen Spannungen nahmen zu, unsere Ehe bröckelte. Ich war einfach nicht reif und willens genug, um konsequent Verantwortung für eine Familie zu übernehmen. Ich hatte immer öfter das Gefühl, keine Luft zu bekommen, und befreite mich schließlich von den engen Bandagen.

Nach der Trennung von Petra wohnte ich eine Weile in einem Apartment in Köln-Nippes. Meine Kinder sah ich regelmäßig, wir wohnten ja nur eine gute halbe Autostunde voneinander entfernt. 2002 lernte ich während der Leichtathletik-Europameisterschaft in München Alina kennen. Sie hatte mich für den lokalen TV Sender, für den sie damals arbeitete, interviewt. Es war Liebe auf den ersten Blick. Und nach Monaten des Hin und Her zwischen München und Köln stand für uns fest, dass wir zusammenbleiben wollten. Fee und Tyger trafen Alina zum ersten Mal beim Skiopening in Ischgl, rund ein halbes Jahr nach unserem Kennenlernen. Ich war der glücklichste Mensch der Welt, denn meine Kinder mochten Alina auf Anhieb. Die Premiere war geglückt.

Meine engste Zeit mit Tyger hatte ich in Leipzig. Als talentierter und ehrgeiziger Fußballer wurde er in die Jugendmannschaft von RB Leipzig aufgenommen. Das war ganz allein Tygers Wunsch und Tygers Leistung. Wer die strengen Auswahlkriterien von Nachwuchsspielern bei den Profivereinen kennt, der weiß, dass »Vitamin B« nichts nützt und definitiv kein Lobinger-Bonus im Spiel war. Ich war sehr stolz auf meinen Sohn. Und noch glücklicher war ich, dass er in Leipzig bei Alina und mir einzog.

Jetzt bin ich nur glücklich, dass meine beiden »Großen« bei mir sind und wir einfach mal quatschen können. Sie wissen, dass meine Situation brenzlig ist, und am meisten leiden sie unter der Ungewissheit, die die räumliche Entfernung mit sich bringt.

Ich kann ihnen jedoch mit Zuversicht vermitteln, dass ich mir von diesem Krebs nicht den Schneid abkaufen lassen werde. Ich genieße unsere große Familie. Fee und Tyger sind zauberhafte Geschwister für Okki, der sie voller Bewunderung anhimmelt.

Obwohl mich die Freude am Familienleben aufputscht, geht mir nachmittags doch die Puste aus. Erschöpfung legt sich über mich, auch wenn ich mich noch so dagegen wehre. Es bleibt nur die Horizontale auf der Couch, der Tank ist leer.

Trotzdem, was für ein toller Tag!

## *Sonntag, 30. April 2017*

Nach dem Frühstück sind Fee und Tyger wieder ins Rheinland aufgebrochen. Ich bin unendlich erleichtert und glücklich, dass es mit unserem Wiedersehen geklappt hat. Unsere Treffen stehen immer auf der Kippe – im Grunde reicht es, wenn bei einem der Beteiligten ein Schnupfen im Anflug ist. Dann muss alles abgesagt werden.

Tyger hat mir seine Trainingshose dagelassen, die ich so cool fand.

»Papa, die behältst du. Du kannst sie mir zurückgeben, wenn du wieder ganz gesund bist.«

Und als die beiden längst auf der Autobahn in Richtung Norden waren, habe ich unter meinem Kopfkissen einen Brief von Fee mit einer Box voller Süßigkeiten gefunden. Ich habe Tränen der Rührung geweint. Was habe ich für wunderbare Kinder!

## *Montag, 1. Mai 2017*

Christine Kaufmann ist tot. Die Schauspielerin ist vor zwei Tagen mit 72 Jahren an Leukämie gestorben. Die traurige Nachricht geht durch alle Medien. Sie ist eine Woche zuvor in ihrer Münchner Wohnung zusammengebrochen, wo ihr Enkelsohn sie fand. Der Notarzt brachte sie ins Krankenhaus, und dort wurde sie in ein künstliches Koma versetzt. Erst dann wurde die Leukämie diagnostiziert. Viele Berichte werden ergänzt von ausführlichen Informationen über die Krankheit.

Wie den Zeitungsartikeln zu entnehmen ist, wusste Christine Kaufmann offenbar schon länger von ihrer Krankheit und hat sich lediglich ihrem Ex-Mann anvertraut. Eine Chemotherapie hat sie abgelehnt und stattdessen auf eine homöopathische Behandlung gesetzt. Ihrer Familie und ihren Freunden waren die ständige Müdigkeit und die vielen blauen Flecken am Körper von Christine Kaufmann aufgefallen, doch sie hat alles abgewiegelt.

Wie bekannt mir das vorkommt! Wir Leukämiepatienten sind wohl alle Meister der Verdrängung. Meine Plasmazellleukämie kann wahrlich nicht mit vielen positiven Aspekten auftrumpfen. Aber immerhin – das muss ich ihr zugutehalten – bringt sie mich nicht in Versuchung, mit alternativen Therapiemethoden herumzuexperimentieren. Es gibt bei mir nur diesen einen Weg, den die Ärzte vorgeben.

Körperlich geht es nicht wirklich besser, und mit diesen gemischten Gefühlen steigt noch mehr Müdigkeit in mir auf. Irgendwie fühlt es sich so an, als ob mein Körper immer bleierner, immer schwächer würde und sich der Krebs langsam zurückkämpfen könnte. Die Tage nach der zweiten Chemotherapie war ich wirklich fit und belastbar. Nun kommt diese seltsame körperliche Mattheit zurück. Die Schmerzen sind teilweise schlimm. Aber mindestens genauso schlimm ist das Gefühl, mir selbst immer fremder zu werden.

Am Nachmittag kommt Johanna, eine von Alinas engsten Freundinnen, mit ihrem Mann Bene und ihren beiden Kindern zu Besuch. Der fröhliche Trubel vertreibt die trüben Gedanken.

Es ist eine schöne Ablenkung, und die Zeit vergeht schnell.

## *Dienstag, 2. Mai 2017*

Der letzte Tag vor der dritten Chemotherapie steht an. Erst in die Praxis für den gewohnten Blutcheck, dann zur zehnten und letzten Bestrahlung ins Klinikum.

Nach der Bestrahlung bekomme ich sogar meine Maske zur Erinnerung. Hoffentlich kann ich zu dieser Maske noch lange Geschichten erzählen und sie noch oft als Dekoration an Halloween verwenden.

Den sonnigen Nachmittag verbringen wir mit unseren Freunden Karin und Georg im Garten. Es wird viel über ihre anstehende Hochzeit geredet und noch mehr gelacht. Okki ist ebenfalls glücklich, die beiden bei sich zu haben.

Am Abend packe ich in Ruhe meinen Koffer für die Klinik, das geht schnell von der Hand. Bei diesem Vorgang hat sich mittlerweile ein gewisser Automatismus eingestellt. Na ja, kein Wunder, Übung macht den Meister. Allerdings: Wenn die Trennung von der Familie bevorsteht, gibt es keine Routine. Im Gegenteil, sie wird immer schwerer.

Was mich sonst noch beschäftigt: Mit der Nachricht über die geglückte Spendersuche steigen ein paar dunkle Gedanken in mir hoch. Denn zuerst muss die Therapie erfolgreich alle erkrankten Zellen vernichten. Und dazu bedarf es einiges an Glück. So viele Parameter, die miteinander verzahnt werden müssen. Die Medizin ist weit fortgeschritten, die Ärzte suchen tagtäglich den besten Weg für mich, um mein Weiterleben zu ermöglichen. Aber es geht eben immer um Wahrscheinlichkeiten, und nichts ist definitiv oder wirklich sicher.

Die Auseinandersetzung mit einer möglicherweise missglückten Heilung ist hier und da präsent. Hören möchte davon in der Familie niemand etwas. Alle positive Kraft soll in den festen Glauben an den Erfolg der Therapie fließen. Ich denke so im Stillen darüber nach. Ich gebe mir Mühe, mich nicht auf die Details einzulassen und möglichst ruhig zu bleien. Doch irgendwie möchte ich auch auf diese eine Eventualität ein wenig vorbereitet sein.

# CHEMO-RUNDE, DIE DRITTE

## *Mittwoch, 3. Mai 2017*

Auf geht es zum nächsten Chemo-Block. Karin ist schon früh aus Augsburg eingetroffen, um auf Okki aufzupassen. Wir haben gemütlich zusammen gefrühstückt, dann sind Alina und ich ins Klinikum aufgebrochen. Mittlerweile fühle ich mich wie ein Routinier, ein alter Chemo-Hase – was nichts daran ändert, dass mir vor der bevorstehenden Behandlung unverändert graut.

Von der Anmeldung geht es gleich in den Patienten-Aufenthaltsraum zu den ersten Untersuchungen. Alina kann nur bis Mittag bleiben, muss Karin dann daheim ablösen.

Mit dem Verlegen des zentralen Venenkatheters wird es gleich richtig unangenehm: Durch kleinere Vernarbungen am Hals und in der Vene ist es ein ziemlich blutiger Kampf, bis der Zugang endlich liegt. Auch der Draht zum Einführen des Schlauchs küsst mehrfach unangenehm mein Herz und macht mich reichlich nervös. Ein unbeschreiblich ekliges Gefühl.

Anschließend geht es zum Röntgen und dann endlich auf mein Zimmer. Insgesamt scheint mein Körper deutlich sensibler und angegriffener als bei der vorangegangenen Chemotherapie. Allerdings war ich da wegen meiner Schulter auch schon vollgepumpt mit Medikamenten, und alle Aufmerksamkeit und Sorge waren auf die mögliche Ursache der höllischen Schmerzen gerichtet.

Die Chemotherapie beginnt mit einer Spülung des ZVK, die mir große Beklemmungen in der Herzgegend bereitet. Blass und voller Schweiß werfe ich der Schwester einen »Das fühlt sich nicht gut an«-Blick zu. Daraufhin wird die Spülung unterbrochen und erstmals ein EKG geschrieben, um das Herz zu checken, das deutliche Hilferufe aussendet. Aber alles scheint in Ordnung. Zwischenzeitlich haben die Ärzte anhand der Röntgenbilder erneut die Lage des Katheters geprüft und nichts Ungewöhnliches festgestellt. Also geht es unter ärztlicher Aufsicht zum nächsten Versuch der Spülung. Diesmal ohne Probleme – die Chemo-Beutel können an den Infusionsständer gehängt und angeschlossen werden.

Was bin ich froh, dass dieser Tag vorüber ist. Von wegen Routine. An diese Prozedur kann und will ich mich nicht gewöhnen. Immerhin bin ich in dieser Nacht allein im Zimmer. Aber mir wurde schon gesagt, dass ich morgen einen Bettnachbarn bekomme.

## *Donnerstag, 4. Mai 2017*

Der Tag beginnt mit einer Mischung aus Hungergefühl und Übelkeit. Diese Combo kenne ich schon. Diesmal gewinnt die Übelkeit die Oberhand und ich muss die Schwester bitten, mir die Nierenschale zu reichen. Kann man sich einen schöneren Start in den Tag wünschen?

Gegen die Übelkeit wird mir eine zusätzliche Infusion verabreicht. Sie zeigt bald Wirkung, sodass ich das Frühstück nachholen kann. Auch zum Mittagessen meldet sich der Appetit.

Leider gibt es ein neues Problem: Einer der fünf Schenkel des ZVK ist verstopft und kann auch nach wiederholten Versuchen nicht mehr freigespült werden. Also muss der Zugang in meinem Arm mitgenutzt werden, der eigentlich nur zur Sicherheit dienen sollte.

In der Zeit habe ich aber Besuch von Alina, die mich aufheitert. Wobei die misslichen Umstände auch sie sichtlich mitnehmen.

Und wenn es schon mal läuft … Am Abend schleicht sich erneut die Übelkeit ein. Also Hähnchenkeule mit Kartoffelbrei, ade, stattdessen gibt es Tabletten. Zumindest bekommt die trickreiche Nachtschwester den verstopften Zugang doch noch frei und verschafft mir so ein wenig mehr Bewegungsfreiheit.

## *Freitag, 5. Mai 2017*

Die Nacht hat prinzipiell nicht stattgefunden, weil mein Zimmernachbar nonstop geschnarcht hat. Und da bin ich einfach empfindlich. Trotz Musik fielen mir erst um vier Uhr die Augen zu, und um sieben Uhr war ich schon wieder wach. Die Übelkeit ist im Vergleich zum Vortag etwas geringer, behält gegenüber dem Appetit aber noch die Oberhand. Den Vormittag nutze ich zum Telefonieren, um einige Dinge für den geplanten Umbau des FT-Clubs zu regeln. Dafür reicht die Kraft gut aus. Aber ich merke, wie das ständige Niederringen der Übelkeit die Konzentration stört.

Die Schwester stellt mir das Mittagessen auf den Tisch, Hackbraten mit Erbsengemüse. Ich sehe ihrem Blick an, dass sie ahnt, dass sie das Ganze demnächst unangerührt wieder abräumen wird.

»Na ja, das keimfreie Essen haut einen halt nicht vom Hocker«, versucht sie sich fast in einer Entschuldigung.

Ich versichere ihr, dass meine Verweigerung nichts mit der Qualität des Essens zu tun hat – auch wenn sie irgendwo recht hat. Die keimfreie, kaum gewürzte Klinikkost ist nicht das Gelbe vom Ei.

Nachmittags macht die Übelkeit eine Pause – gerade rechtzeitig, denn Alina kommt und hat ein Spezi und eine Breze für mich dabei. Na, geht doch. Trotz (oder wegen?) des kleinen Snacks bin ich nah am Wasser gebaut und muss wirklich etwas beißen, um die – wie mir scheint – grundlos ins Freie drängenden Tränen zurückzuhalten.

Dann fällt die Müdigkeit über mich herein, jetzt macht sich der Schlafmangel der letzten Nacht bemerkbar. Aus dem ersehnten und dringend benötigten Tiefschlaf wird aber wieder nichts. Mal lässt mich ein piependes Infusionsgerät hochschrecken, dann muss ich wieder und wieder auf die Toilette. Definitiv nervig.

## *Samstag, 6. Mai 2017*

Ich stecke in einem nie gekannten Tief. Diese verfluchte Übelkeit begleitet mich die ganze Zeit, gemischt mit einem hungrigen Loch-im-Bauch-Gefühl und großer innerer Unruhe. Die Zeit verstreicht nicht, der Körper ist platt, aber die Gedanken fliegen umher wie Hummeln auf Ecstasy. Wie oft ich heute schon »So eine Scheiße« gedacht oder leise gemurmelt habe, kann ich nicht mehr zählen.

Ich will einfach nur mit dieser dritten Chemo fertig sein und nach Hause fahren. Schlafen gelingt nicht, mein Zustand lässt keine Entspannung zu. Ablenkung finde ich schließlich auf Netflix – ich lasse mich auf ein paar Folgen von *Suits* ein. Allerding lässt mich auch hier meine Situation nicht los, und ich muss bei jeder noch so banalen Szene heulen. Ein komischer Tag. Nicht einmal auf den Live-Ticker der Bundesliga kann ich mich konzentrieren.

Die Spannung löst sich erst, als Sebastian vorbeikommt. Er erzählt munter von seinem Arbeitstag. Er weiß, dass ich jedes Thema aufsauge, das nicht mit meiner Krankheit zu tun hat.

Dann spüre ich schon wieder die Übelkeit hochkriechen. Ich bitte Sebastian zu gehen und klingle nach der Schwester. Tabletten allein scheinen nicht mehr zu helfen. Ich brauche eine Infusion.

Hoffentlich kann ich endlich schlafen.

## *Sonntag, 7. Mai 2017*

Schlaf ist eine komplizierte Angelegenheit, wenn man einmal pro Stunde pinkeln muss. Kaum habe ich die richtige Position gefunden, drückt die

Blase wieder. Es ist einfach alles anstrengend. Um drei Uhr esse ich aus Langeweile eine alte Breze und ein trockenes Stück Brot. Irgendwie muss die Nacht ja rumgehen.

Auch der Vormittag schleicht vor sich hin, und ich fiebere dem Moment entgegen, in dem ich von den Chemo-Infusionen abgehängt werde. Aber es dauert. Mit ein wenig Mittagsschlaf und etwas Essen kriecht die Zeit weiter voran.

Alina schließlich bringt die ersehnte Abwechslung und vertreibt mir einen großen Teil Kummer und Langeweile. Später stößt Sebastian dazu, und so hat auch dieser Tag ein paar heitere Momente für mich reserviert. So wie der ZVK der Zugang der Chemo-Medikamente zu meinem Körper ist, so sind Alina und meine Freunde der Zugang zum Leben nach draußen, von dem ich zur Zeit ausgeschlossen bin.

Endlich werde ich von den Infusionen befreit! Die Erleichterung ist schnell vorbei, denn Mattheit und Erschöpfung machen sich übermächtig breit und drücken aufs Gemüt. Noch eine Nacht. Bitte lass sie irgendwie vorübergehen. Ich will nur noch nach Hause.

## *Montag, 8. Mai 2017*

Die Entlassung erfolgt dann relativ zügig. Da mein Zimmer gebraucht wird, geht es diesmal auch mit dem Arztbrief schnell, und ich kann meine Sachen packen. Nichts wie raus aus der Klinik.

Ich stöhne vor Erleichterung, als ich im Taxi sitze – Alina hat niemanden für Okki und kann mich nicht abholen. Gleichzeitig schwitze ich und kämpfe gegen den Brechreiz an. Draußen regnet es in Strömen. Wie in einem künstlerisch verfremdeten Schwarz-Weiß-Film nehme ich die Außenwelt wahr. »Ich bin im falschen Film« – es gibt kaum einen Satz, der meine Situation besser zusammenfassen könnte.

Die Freude über das Wiedersehen mit meinen Lieben verdrängt alle Beschwerden zumindest für eine Weile. Trotzdem: Ich kann mich gerade auf die Couch schleppen, so platt bin ich. Mein Körper ist durch, mein Nervenkostüm dünn wie Pergamentpapier.

### *Dienstag, 9. Mai 2017*

Ich bin erschöpft wie nie zuvor in meinem Leben. Sitzen und liegen, viel mehr geht nicht. Auch meinem Sohn muss ich einen Korb geben, wenn er mir unternehmungslustig seinen Lieblingstraktor entgegenstreckt. Das tut mir wirklich weh. Aber was soll ich machen, wenn die Akkus komplett leer sind? Nur die Übelkeit hält die Stellung. In den paar Tagen in der Klinik habe ich tatsächlich sechs Kilo an Gewicht verloren. Gerade mal 71 Kilo sind noch von mir übrig. *LEBEND*gewicht, immerhin …

Verdammt, ich wollte doch kämpfen. Mit diesen kümmerlichen Energiereserven wird das ein schwieriges Unterfangen. Die düsteren Gedanken drohen übermächtig zu werden.

Alina hat eine Fleischbrühe gekocht und versucht, mich zu ein paar Löffeln zu überreden. Sie behält ihre schweren Gedanken für sich, ich kann ihr die Sorge aber ansehen. Ich weiß: Sie will mir, egal, was kommt, in Sachen *Think positive*! immer einen Schritt voraus sein.

Jetzt stößt auch sie an ihre Grenzen.

### *Mittwoch, 10. Mai 2017*

Ich telefoniere lange mit meinem Freund Okkert Brits in Südafrika. Okkert war einer der besten Stabhochspringer der Welt (mit einer Bestmarke von 6,03 Metern) und einer meiner engsten sportlichen Weggefährten. Er hatte sich sofort bei mir gemeldet, nachdem Alina ihn und seine Frau Jane von meiner Erkrankung unterrichtet hatte. Jetzt ist endlich Zeit für einen längeren Plausch mit meinem alten Kumpel. Unseren Sohn Okkert zu nennen, war meine Idee. Mit diesem Namen und Menschen verbinde ich nur Positives.

Okkert Brits ist es zu verdanken, dass Südafrika über viele Jahre meine Trainingsheimat und zunehmend auch meine Seelenheimat wurde. Seit den 1990er-Jahren verbrachte ich im Winter mehrere Wochen mit der Familie in Südafrika.

Das erste Jahr war ich in Pretoria, danach hielt ich mich überwiegend in Stellenbosch auf. Unter anderem wollte ich Okkerts einzigartiger Stabhochsprungtechnik auf die Schliche kommen. Ich fand seinen Stil einfach perfekt und wollte ihn analysieren. Bald trainierten wir zusammen auf der Anlage in Stellenbosch.

Ich war nicht nur von den guten Trainingsmöglichkeiten begeistert – es war einfach herrlich, dem deutschen Winter für ein paar Wochen zu entfliehen. Das perfekte Klima, die Farben und die Freundlichkeit der Menschen nahmen mich ein für das Land am Kap. Mit Okkert freundete ich mich schnell an, und bald war ich in seinen Freundeskreis integriert. So wurde das Trainingslager in Südafrika jeweils vor Beginn der Hallensaison ein fester Bestandteil meines Lebens.

Meine Familie und mein Trainer (zunächst Leszek Klima, später Marc Osenberg) konnten mich begleiten. Auch sie genossen den Abstecher in den Sommer über alle Maßen. Im Laufe der Jahre kamen immer mehr deutsche Leichtathleten nach Südafrika zum Wintertraining – eine Entwicklung, an der ich sicherlich nicht ganz unschuldig war. Es gab wirklich günstige Direktflüge mit der LTU nach Kapstadt, und von dort war es nur eine halbe Autostunde nach Stellenbosch.

Der Ort liegt in den hügeligen Winelands – Weinberge, soweit das Auge reicht, dazwischen blendend weiße Herrenhäuser im kapholländischen Stil. Es ist eine anmutige Landschaft, die durch die umgebenden Berge eine spannende Note erhält. In Dutzenden Weingütern kann man sich von der Qualität der Weine überzeugen. Meist sitzt man im Freien im Schatten von mächtigen Eichen und probiert sich durch die Sorten. Alles ist herrlich lässig und unkompliziert. Ende der 1990er-Jahre hat mich sogar ein TV-Team nach Südafrika begleitet. In Südafrika habe ich auch

Chauncey Johnson kennengelernt, der mich ab 2005 bis zum Ende meiner aktiven Sportlerlaufbahn als Trainer betreut hat und dafür nach Deutschland gezogen ist.

»Tim, du wirst jetzt ganz schnell wieder gesund, packst deine Familie ein und kommst uns besuchen, ja?«, meint mein alter Freund, der jetzt mit Jane und den drei Kindern in Port Elizabeth lebt. Die Brits waren auch bei unserer Hochzeit 2011 am Tegernsee.

Der Gedanke an ein Wiedersehen mit ihm und mit Südafrika gibt mir Auftrieb.

Das Reisen ist die spezielle Würze im Leben eines Leistungssportlers. In meinem Fall ging es früh damit los, wobei ich meine erste Reiseerfahrung eher als Heimatkunde bezeichnen würde. Eigentlich müsste ich einmal eine Karte mit den Orten zeichnen, die ich allein als Jugendlicher schon besucht habe, um an Wettkämpfen teilzunehmen. Meine Eltern mussten die Trips selbst organisieren, da ging es stets kreuz und quer durch Deutschland. Viel Zeit für Sightseeing blieb im Grunde nicht, aber ein Bummel durch den Ortskern oder die Innenstadt war immer drin.

Später wurde der Radius größer, es ging zu Wettkämpfen in die Nachbarländer und schließlich in die Metropolen der Welt. Es gab großartige Angebote, wo ich anstelle eines Startgelds eine Woche Urlaub bekam. Ich erinnere mich an Kreta und Mauritius, und unvergesslich ist auch der 10-Tage-Trip rund um die Welt: Von Frankfurt ging es über São Paulo nach Belem in Brasilien, dann weiter über Hawaii nach Tokio und über Bangkok zurück nach Frankfurt. Das alles zusammen mit meinem Freund und Trainer Michael Kühnke. Eine verrückte Reise!

Ein weiterer schöner Nebeneffekt des Leistungssports ist die Begegnung mit anderen Weltklassesportlern und Trainern aus aller Welt. Daraus haben sich nicht nur erfrischende Bekanntschaften und Freundschaften ergeben – für mich war immer auch wichtig, die Trainingsmethoden der anderen mitzuerleben. In unzähligen Gesprächen habe ich viel mehr erfahren als aus allen Trainingsbüchern dieser Welt.

Und so war ich ständig unterwegs. In manchen Jahren habe ich es auf 50 Wettkämpfe gebracht, davon rund 15 in der Halle. Das war natürlich nicht nur aus Jux und Dollerei – der Sport war mein Beruf, der eine Familie zu ernähren hatte. Antrittsgelder und Siegprämien waren die Grundlage meiner Existenz. Und in den Blütejahren meiner aktiven Zeit, in denen ich zur Weltspitze gehörte, galt ich als Zugpferd, dem die Veranstalter buchstäblich hinterherliefen.

Mit dem Gedanken an die Zukunft, daran, was ich nach dem Sport machen könnte, habe ich mich nie belastet. Ich habe im Hier und Jetzt gelebt. Ich habe nicht mit Alternativen geliebäugelt, ich wollte einfach nur erfolgreich sein und hoch springen. Punkt. Dafür war ich bereit, hart zu arbeiten und zu trainieren. Ich habe fest an mich selbst und an das geglaubt, was ich durch harte Arbeit und viel Fleiß erreichen konnte.

Natürlich habe ich versucht, einen Ausgleich zu schaffen und mich auf ein Studium und eine Ausbildung einzulassen. Aber das waren für mich einfach Störfaktoren. Ich habe Kraft gelassen, die ich im täglichen Training nicht zur Verfügung hatte. Und das hat mich genervt.

Für mich gab es nur die eine Devise: ganz oder gar nicht. Das war halt mein Ding. Immer volle Kraft voraus. Nicht in Richtung Sicherheit und Vernunft, sondern in Richtung Sportlerleben und Risiko. Vielleicht kommt mir diese kompromisslose Einstellung auch bei meinem Kampf gegen die Leukämie zugute.

## *Donnerstag, 11. Mai 2017*

Nach zwei Tagen kommt langsam die Energie zurück. Beim Blutcheck in der Praxis warnt mich Doc Haus, dass ich wahrscheinlich mit Fieber rechnen muss. Das würde bedeuten: ab in die Klinik. Mein kleines Energiehoch erhält also gleich den nächsten Dämpfer. Ich versuche, mich nicht auf das »Was wäre wenn«, sondern auf den Ist-Zustand meines Lebens zu konzentrieren – und der besteht gerade aus der Rückkehr meiner Lebenskräfte und den schönen Stunden zu Hause bei meinen Lieben.

Das Wetter ist herrlich, und in meinem frisch aufgeblitzten Übermut beschließe ich, die Grillsaison zu eröffnen. Alles, was nichts mit Krankenhaus, Blutplättchen und Apotheken zu tun hat, fühlt sich einfach großartig an. Auch wenn bei mir an Essen nicht zu denken ist (ein Stück Breze am Morgen, das war's), lege ich für Okki ein paar Würstel auf den Grill. Für mich werden sie heute zum Symbol für das Leben, für den ganz normalen Alltag, den ich mir so sehr herbeisehne.

Am Nachmittag kommt Babysitterin Sandy, sodass Alina und ich in aller Ruhe in den Baumarkt fahren können, um ein paar Pflanzen für den Garten zu besorgen. Anschließend gehen wir in einen Biergarten ganz in unserer Nähe. Die Zeit zu zweit tut uns gut.

## *Samstag, 13. Mai 2017*

Übermut tut selten gut: Heute Vormittag habe ich mir Okki geschnappt, um die Einkäufe für den Muttertag zu erledigen. Doch kaum habe ich den Kleinen aus dem Kindersitz geholt, breitet sich die Erschöpfung wie eine große Welle in meinem Körper aus. Wäre ich ein Auto, hätten alle vier Reifen einen Platten.

Also keine Shoppingtour und wieder zurück nach Hause, wo ich fix und fertig auf die Couch plumpse. Leider macht sich seit der vergangenen Nacht wieder so ein komisches Gefühl im Mundraum breit, und die Zunge fühlt sich verdickt und entzündlich an. Oh nein, bitte nicht schon wieder! Meine Unruhe wächst mit jeder Minute. Auch die Bundesliga kann nicht verhindern, dass ich ständig in mich hineinhöre. Das Gesäß tut mir auch weh. Bald bin ich alle erdenklichen Sitzpositionen durch, es bleibt nur noch die Horizontale.

Alina versucht es nochmals mit einer Nudelsuppe, die ich mir gewünscht habe. Na ja, nicht direkt gewünscht. Aber ich wollte Alina mit ihrer Aufforderung zum Essen nicht ständig ins Leere laufen lassen. Also habe ich eine Bestellung aufgegeben: Nudelsuppe. Zur Abwechslung ist mir gerade einmal nicht schlecht. Dafür fällt mir das Schlucken so schwer, dass der Teller nahezu unangerührt zurückgeht. Ich will ja, aber es funktioniert einfach nicht.

Prophylaktisch stelle ich die Tasche für die Klinik bereit.

## *Sonntag, 14. Mai 2017*

Der Klinik-Kelch geht an mir vorüber, aber eine verheerende Nacht bleibt mir nicht erspart. Die Schmerzen im Mund und die Sorge um meine Blutwerte sind das eine. Das andere ist ein großer Katzenjammer, der von mir Besitz ergreift: Morgen heiraten Karin und Georg auf dem Standesamt in Salzburg. Diesen 15. Mai hatten wir uns als erstes großes Etappenziel auf meinem Leukämie-Marathon markiert. Bei diesem freudigen Ereignis wollten wir als Familie dabei sein. Wir hatten uns das so ausgemalt, dass ich sozusagen als Überraschungsgast auftauchen würde, denn natürlich konnten Karin und Georg nicht davon ausgehen, dass ich in der Lage wäre mitzufeiern.

Aus unserem Überraschungscoup wird nun leider nichts.

»Du weißt, dass ich mir Salzburg abschminken muss«, murmle ich Alina beim Muttertagsfrühstück zu.

Sie nickt. Sie weiß es längst. »Katastrophen schauen anders aus«, versucht sie ihre eigene Enttäuschung klein zu halten. »Wir feiern ein andermal mit.«

Ich bestehe darauf, dass sie mit Okki nach Salzburg fährt. Es würde Karin und Georg viel bedeuten, auch wenn sie für unsere Absage alles Verständnis dieser Welt hätten.

Nach dem Frühstück fahre ich ins Klinikum zum Blutcheck, und dort erlischt das letzte verbliebene Fünkchen Hoffnung auf einen Salzburg-

Trip. Alle Werte sind im Keller. Ich bekomme eine Blutplättchen-Infusion. Erstmals scheint sie keine Wirkung zu zeigen. Die Energie will nicht zurückkommen. Und die Temperatur beginnt wieder in bedenkliche Regionen zu steigen. Ich bin am absoluten Tiefpunkt meines bisherigen Krankheitsverlaufs angekommen.

Das hat sich der Krebs fein ausgedacht. Vom Timing her hat er einen Volltreffer gelandet. Er verhöhnt mich. Ich muss mich am Riemen reißen, dass ich »ihm« kein Gesicht gebe. Dass »er« als Feindbild keine Konturen bekommt. Nie zuvor habe ich den Krebs als meinen persönlichen Gegner empfunden. Bis heute. Jetzt sitzt er in der Ecke mit einem teuflischen Grinsen und raunt mir zu: »Das hätte dir so gepasst, Lobinger. Hochzeit feiern! Nix da, du bleibst schön zu Hause.«

## *Montag, 15. Mai 2017*

Ich bin so matt, dass ich es kaum aus dem Bett schaffe. Aber ich will wenigstens noch mit Alina und Okki frühstücken, bevor sie nach Salzburg aufbrechen. Alina hat sich toll gestylt. Aber sie sieht unglücklich aus. Weil sie weiß, wie viel mir unser gemeinsamer Auftritt bedeutet hätte. Und weil sie mich »so« nicht allein zurücklassen möchte.

Ich rede auf sie ein, dass sie sich keine Sorge um mich machen müsse und ich ohnehin meine Ruhe brauche. Außerdem sei es das falsche Signal an das Brautpaar, wenn Alina und Okki nicht erscheinen würden, dann wüssten alle, dass es mir richtig schlecht geht.

Der Anblick von Okki in seinem festlichen Outfit gibt mir den Rest. Leider will es mir nicht gelingen, meine Tränen bis nach dem Aufbruch der beiden zurückzuhalten. Ich heule wie ein Schlosshund. Das macht es für Alina nicht leichter. Auch sie kämpft mit den Tränen und verabschiedet sich mit einer stummen, verzweifelten Umarmung.

Jetzt bin ich allein und so sehr am Ende, dass nicht einmal mehr Gedanken zu meiner beschissenen Lage aufkommen. Wie ein Sack vergammelter Kartoffeln liege ich auf der Couch und mache nichts, gar nichts. Als einziges Lebenszeichen bleiben die Schmerzen im Mundraum. Daher lasse ich das überfällige Essen und sogar Trinken besser sein. Einzige »feste Nahrung« ist das Schmerzmittel, von dem ich mir etwas Linderung erhoffe.

Alina schickt mir eine Whatsapp, dass sie gut in Salzburg angekommen sind und Okki fast die ganze Fahrt geschlafen hat. Weshalb er jetzt bei den Feierlichkeiten ausgeruht und entsprechend gut drauf ist. Später kommt ein Video: Karin und Georg mit Okki auf dem Schoß, andächtig dem Hochzeitsständchen eines Gitarrenduos lauschend.

Ich könnte schon wieder heulen, aber mein Wasserreservoir ist aufgebraucht.

## *Mittwoch, 17. Mai 2017*

Mit müden Beinen und leichenblass bin ich schon um acht Uhr bei der Blutkontrolle. Die Werte sind noch weiter in den Keller gerutscht. Blutgerinnung, Hämoglobin … Note »Sechs« durch die Bank. Ich benötige eine weitere Blutplättchen-Infusion und zusätzlich eine Spritze in den Bauch. Gar nicht so einfach, auf meiner kaum mehr vorhandenen Bauchfalte eine Stelle zum Spritzen zu finden. Die Haut ist übersät mit blauen Flecken und zahllosen Einstichstellen.

Das geplante Training mit Joshua im FT-Club sage ich ab. Stattdessen kommt er zu mir nach Hause und wir machen einige Übungen im eigenen Kraftraum. Wir bekommen ein effizientes Training hin, auch wenn ich nichts vor- oder mitmachen kann. Es tut mir gut, dass Joshua trotz meines Handicaps auf mich als Coach zählt. Und nicht bloß aus Mitleid.

Später grillen wir zusammen. Nach längerer Zeit kann ich Grillwürstl und Steak ohne Schmerzen genießen. Okki und Joshua spielen Fußball, und mein Kleiner legt sich mächtig ins Zeug, um beim Profi eine gute Figur zu machen.

Abends kommt Sebastian zu letzten Absprachen bezüglich der Pressemitteilung, die morgen über die dpa rausgehen wird. Mittlerweile haben viele von meiner Krankheit erfahren, ehemalige Spieler und Sportler, die sich besorgt melden. Da mich die Krankheit noch lange beschäftigen wird und ich mich nicht verstecken möchte, will ich offensiv damit umgehen und eine sachliche Mitteilung herausgeben. Dann kann ich entspannt mit meiner Glatze durch die Stadt radeln.

Wir haben im engsten Kreis über den Inhalt der Mitteilung gesprochen. Und natürlich, ob, wann und warum. Es ist auch heute Abend nicht leicht, auf einen gemeinsamen Nenner zu kommen. Aber letztendlich sind Alina, Sebastian und ich uns doch einig.

# DAS SCHLAGZEILENGEWITTER

## *Donnerstag, 18. Mai 2017*

So, jetzt ist es raus:

*Tim Lobinger ist an Leukämie erkrankt. Dies teilte der frühere Weltklasse-Stabhochspringer über sein Management mit. »Bisher reagiert Tim positiv auf die äußerst aggressive Behandlung, was ihn und die behandelnden Münchner Ärzte vorsichtig optimistisch stimmt. Dennoch wird der Heilungserfolg von vielen Faktoren abhängen«, heißt es in der Erklärung.*

*Nach der Diagnose im März sei eine stationäre Behandlung mit Chemotherapien eingeleitet worden. Zudem ist eine Stammzelltransplantation geplant. Lobinger hofft, mit seiner körperlichen Verfassung als langjähriger Leistungssportler bessere Chancen im Heilungsverlauf zu haben. Lobinger war über Jahre das Gesicht der deutschen Stabhochspringer und 1997 der erste deutsche Springer, der im Freien die 6-Meter-Marke überwand. 2003 gewann der heute 44-Jährige in Birmingham Gold bei den Hallen-Weltmeisterschaften der Leichtathleten. Bei Freiluft-Europameisterschaften holte Lobinger insgesamt drei Medaillen.*

*Nach dem Ende seiner Sportlerkarriere 2012 arbeitete der viermalige Olympia-Teilnehmer vier Jahre lang als Athletiktrainer bei den Fußballern von RB Leipzig und kehrte 2016 mit seiner Familie nach München zurück. Dort baut er derzeit als Spezialist für Spitzensportler ein Trainingszentrum auf.*

Heute Morgen um sieben Uhr hat Sebastian die Meldung an die dpa rausgeschickt, eine Stunde später geht es rund. Ich sitze gerade im Wartezimmer der Praxis und kann nicht fassen, was ich da im Netz sehe. Jeder, wirklich jeder Onlinedienst bringt die Nachricht, fast alle mit Bildern aus den Archiven illustriert.

»Tim, Hilfe, hier ist der Teufel los«, schreibt Sebastian. »Sag mir, wann du wieder daheim bist. Ich komme dann gleich.«

E-Mails, Whatsapps und SMS von alten Bekannten und Weggefährten prasseln auf mich ein. Menschen, die ich seit meinem Auszug aus Meckenheim noch vor der Jahrtausendwende nicht mehr gesehen habe. Vereinsfreunde meiner Eltern und der Bürgermeister von Meckenheim. Fast alle Spieler von RB Leipzig, die ich trainiert habe.

Und siehe da, die guten Wünsche scheinen zu helfen – meine Blutwerte sind signifikant besser.

*Hey Tim. Ich hab gerade von der Mistdiagnose erfahren. Bin total schockiert. Weiß aber auch, dass nichts mein Idol so leicht umwirft. Ich hoffe, dass die Behandlung gut verläuft und du bald wieder fit bist. Ganz liebe Grüße von Su und Hilda. Wir denken ganz viel an Dich!!*

(Niklas Hoheneder, Ex-RB-Leipzig-Spieler, jetzt Kiel)

*Good luck, Tim from everybody in Pretoria … we're thinking of you. And we're waiting for you.*

(Jakes van Veuren, ehemaliger Stabhochspringer und jetziger Trainer in Südafrika)

*Tim, ganz viel Kraft. Du packst das, Kämpfer!*
*Chipper*

(Carsten Kammlott, ehemaliger RB-Leipzig-Spieler, jetzt Erfurt)

*Hola Tim, habe von deiner Krankheit erfahren. Wünsche dir viel Energie und sende dir positive Gedanken. Abrazo fuerte!*

(Fabio Coltorti, Torwart bei RB Leipzig)

*Tim, hier ist Robert Harting. All the best! Ich drücke die Daumen, dass du den nötigen Saft findest.*

(Robert Harting, unser Diskuskönig)

*Hallo Tim, ich habe soeben von deiner Krankheit erfahren und bin sehr erschüttert. Ich wünsche dir ganz viel Kraft und dass du bald wieder ganz gesund wirst. Mein Opa hatte vor vielen Jahren auch die akute Leukämie. Nach einer schwierigen Zeit und vielen Chemos ist er wieder ganz gesund und seit 18 Jahren ohne Rückfall. Das Gleiche wünsche ich dir.*

(Anna Seidl, junge Hockeyspielerin, sie trainiert bei mir im FT-Club)

*Hey Tim, habe es gerade gelesen. Du bist so ein geiler Typ. Lass dich nicht unterkriegen davon. Du schaffst das! Und ich glaube, dass dir Glatze sehr gut steht!*

(Thomas Dähne, ehemaliger RB-Spieler, jetzt beim polnischen Erstligisten Wisla Plock)

*Tim, ich weiß gar nicht, was ich schreiben soll. Ich bin echt geschockt und unfassbar traurig über diese Nachricht! Ich wünsche dir alle Kraft der Welt! Du warst schon immer ein Kämpfer, und du wirst auch diesen Kampf gewinnen. Liebe Grüße, Heidi*

(Sebastian Heidinger, Ex-RB-Leipzig-Spieler, jetzt Kiel)

*Mein lieber Tim! Alle Kraft und Energie dieser Welt wünsche ich dir für deinen Kampf! Wenn es irgendwas gibt, was ich/wir alle tun können – lass es mich wissen. Ganz liebe Grüße, und ich hoffe, du spürst, wie sehr die LA Family in Berlin hinter dir steht.*

(Askan Brehm, langjähriger Bekannter vom ISTAF in Berlin)

*Tim, mein Soldat!!! Wünsch dir gute Besserung. Kopf hoch und stark bleiben. Du bekämpfst es, alter Krieger, der hat keine Chance gegen dich. Deine Familie und Freunde stehen alle hinter dir. Ich wünsch dir nur das Beste!*

(Matthias Morys, Ex-RB-Leipzig-Spieler, jetzt Aalen)

*Was soll ich sagen ... bin einfach nur traurig, das zu lesen. Denk an dich! Es ist die Stange ... diese verdammte Stange. So hoch, wie noch nie eine gelegen ist für dich. Und du wirst auch diese packen!!!*

(Mario Gómez, Fußballspieler beim VfB Stuttgart)

*Hallo Timmi! Dome und ich sind einfach nur traurig über die Nachricht. Wir wissen nun gar nicht richtig, wie wir damit umgehen sollen. Es ist sicher nicht einfach für euch. Aber so, wie wir euch kennen, wissen wir, dass ihr trotz allem zusammenhaltet und diese Hürde meistert. Du bist ein liebevoller, starker und lebensfroher Mensch und wirst dich nicht geschlagen geben. Dome & Jule*

(Dominik Kaiser, Spieler bei RB Leipzig, und seine Freundin Juliane)

*Hallo Tim, ich bin tieftraurig über die Nachricht, die ich heute gelesen habe. Es ist einfach zum Kotzen, dass es immer die Falschen treffen muss. Ich habe dich aber als unglaublichen Kämpfer kennengelernt und ich bin mir sicher, dass du auch diese Hürde überspringen kannst. Ich wünsche dir und deiner Familie in dieser Zeit ganz viel Kraft.*

(Frank Leicht, Ex-Trainer der U 19 von RB Leipzig, jetzt Eintracht Frankfurt)

*Tim, I know you have been through a lot lately. I have so many great memories of our time together. Always your friend Jeff.*

(Jeff Hartwig, ehemaliger Stabhochspringer aus den USA)

*Hi Tim. I just wish you soonest recovery! You won so many times and I am sure you will win this time again. All the best. S. Bubka*

(Stabhochsprung-Legende Sergej Bubka)

*Ich kann das gar nicht glauben. Bin unfassbar traurig. Ich würde dir so gern etwas von der Last abnehmen. Ich bin immer für dich da. Ich setz mich sofort ins Auto oder den Zug, wenn dir das irgendwie gut tut. Dein Torschdi*

(Torsten Pusch, ein Freund aus Köln)

Sebastian steht noch am Vormittag mit dem Handy am Ohr vor der Tür. Die Sportredaktionen wollen weitere Details, es hagelt Interviewanfragen. Sebastian wiegelt ab. Seine Standardantwort lautet: »Herr Lobinger steht im Augenblick nicht für Interviews zur Verfügung. Er konzentriert sich vorläufig auf seine Behandlung und die hoffentliche Genesung.«

Es kommen Einladungen zu Talkshows. Eine TV-Produktionsfirma will mich für ein sehr gutes Honorar mehrere Tage im Krankenhaus begleiten. Abgesehen davon, ob die Klinik bei so etwas überhaupt mitspielen würde, kommt diese Geschichte nicht für mich in Frage. Sebastians Standardsatz ist schließlich keine Ausrede, sondern entspricht den Tatsachen. Bloß keinen Medienrummel – nichts, was mich jetzt unnötig schwächt.

Der Tag kann also genutzt werden. So freue ich mich über den Besuch von Alinas Freundin und RTL-Kollegin Jasmin Raziorrouh und von meinem Physiotherapeuten Martin. Und das geplante Training mit Joshua kann auch stattfinden. Wir starten wieder im eigenen Kraftraum bei uns im Keller durch und nutzen dann die Steigung der Auffahrt vor der Garage für unsere Laufarbeit.

Danach geht es bei Sonnenschein an den Grill – mittlerweile haben sich Mark Hoppe und seine Freundin Sandra dazugesellt. So dehnt sich das große Essen mit unseren Freunden bis in den Abend hinein.

Und die Welle der Artikel rollt weiter. Viele europäische Länder greifen die Meldung auf und bringen auch die Nachricht über meine Erkrankung.

Fee ruft mich an und ist in Tränen aufgelöst. Sie macht ja gerade ein Praktikum bei einem Möbelhaus, und in ihrer Firma rückt sie nun »dank« ihres Papas unfreiwillig in den Mittelpunkt der Aufmerksamkeit. Zwar wusste sie von der Veröffentlichung. Aber natürlich hatte sie keine Ahnung, dass die News von meiner Krebserkrankung so hohe Wellen schlagen würde. Ihre Chefin hat ihr geraten, sich den Rest des Tages freizunehmen.

»Tut mir so leid, Fee, dass ich dich da mit reinziehen muss. Ich hatte auch keine Ahnung, dass die Nachricht gleich so einen Wirbel verursacht.«

Tyger hatte mehr Glück. Noch bevor die Mitschüler und Lehrer von der Sache Wind bekamen, war der Unterricht schon vorbei. Morgen wird er mit seiner Freundin zu uns nach München kommen.

## *Freitag, 19. Mai 2017*

Die Printmedien ziehen voll mit. Sebastians Telefon klingelt noch häufiger als am Vortag. Mit der Menge an Artikeln hätte ich so nicht gerechnet. Selbst auf der Titelseite der *Bild* prangt mein Foto, was mich etwas erschreckt.

Die Blutkontrolle und später die Blutplättchen-Infusion nutze ich, um mich für die vielen Nachrichten auf meinem Handy zu bedanken. Die Zeit in der Praxis reicht nur für den ersten Schwung an Antworten.

Zu meiner großen Freude treffen Tyger und seine Freundin schon mittags hier in München ein. Es gibt viel zu erzählen, und so geht der Tag schnell vorbei. Ich komme nicht dazu, weitere Artikel zu lesen. Aber die Resonanz und Anteilnahme ist wirklich sehr groß.

Ich telefoniere mit Fee. Sie ist immer noch spürbar mitgenommen. Aber sie ist wieder bei der Arbeit und lernt allmählich, sich mit dieser Welle an Aufmerksamkeit zu arrangieren. Das Öffentliche der ganzen Geschichte ist für sie nicht leicht zu verdauen.

Ich sage ihr erneut, wie leid es mir tut, dass ich sie in den Medienrummel mit hineingerissen habe. Ich versichere ihr, dass »es« sicher bald abflaut.

Die Reaktion meiner tollen Tochter ist einmalig: »Papa, ich bin stolz, dass das Interesse an deinem Schicksal so groß ist.«

## *Samstag, 20. Mai 2017*

Am Wochenende beruhigt sich alles ein wenig, und so teilen wir uns tagsüber auf. Alina fährt mit ihrer Freundin zu einem Hinterhof-Flohmarkt nach Haidhausen, Tyger geht mit seiner Freundin in die Stadt, und ich radle mit Okki eine lange und gemütliche Runde durch Großhadern. Wir spielen viel, bevor wir dann einen gemeinsamen Mittagsschlaf machen. Mehr Energie habe ich nicht, aber es geht mir gut.

Später schauen wir alle zusammen den letzten Spieltag der Bundesliga. Selbstverständlich inklusive Tipprunde.

Traudl und Nik kommen zu Besuch, und wir verbringen gemeinsam den Rest des Tages. Natürlich mit großem Abendessen und einer Runde Poker, die ich zum Erstaunen der Familie sogar mit bestreite.

Auf meinem Handy treffen immer noch Nachrichten ein. Wahnsinn!

Hier nur eine Auswahl:

*Hi 6-Meter-Bruder. Oh Mann, hab gerade von deiner Erkrankung erfahren. Bin total schockiert, das ist echt hart. Ich hoffe, du bist in guter Behandlung und besiegst den Scheiß möglichst bald.*

(Danny Ecker, mein ehemaliger Stabhochsprung-Kollege)

*Ich habe eben von der traurigen Nachricht gehört. Du bist eine Maschine und ein großer Kämpfer. Du wirst diesen Kampf gewinnen!*

(Daniel Frahn, Fußballspieler beim Chemnitzer FC)

*Hey Tim! Ich wünsche dir viel Kraft für die kommende Zeit. Bleib so positiv wie immer!*

(Davie Selke, Fußballspieler bei Hertha BSC Berlin)

*Lieber Tim, ich wünsche dir alles erdenklich Gute, viel Kraft und eine baldige Genesung. Denke an dich und fühle dich gedrückt!*

(Torben Hoffmann, Sky-Moderator)

*Lieber Tim, ich will auch nicht viel schreiben, weil ich ahnen kann, wie es dir geht. Daher nur ganz kurz: Wenn ich irgendetwas tun kann, lass es mich wissen. Mach bitte Gebrauch davon, wenn es etwas gibt. Michael*

(Michael Mronz, Witwer von Guido Westerwelle)

*Tim, du alter Haudegen. Lange nichts gehört, und jetzt machst du so was! In meinen Plan passt es nur, dass es dir bald wieder gut geht. Deshalb mache ich mir auch keine großen Sorgen um dich. Denken tun wir aber alle ganz kräftig an dich. Du schaffst das ganz sicher und bist bald noch stärker als sonst.*

(Rainer Henkel, aus meiner Zeit in Leverkusen und Ex-Mann von Heike Henkel)

*Hi Tim, hab das gerade gelesen. Mein Bruder ist 2011 auch an AML erkrankt und geheilt. Deshalb kenne ich mich da aus. Seine Fitness hat ihn gerettet. Ich drücke dir die Daumen. Meld dich jederzeit. Jolle.*

(Jochen Busse, alter Bekannter und Trainer)

*Hallo Tim, die Nachricht deiner Erkrankung hat Heike und mich sehr betroffen gemacht. Auch wenn wir uns lange nicht mehr gesehen haben, so war uns dein privater und beruflicher Weg immer präsent. Und nun dieser Sch …! Wir wünschen dir alle Kraft und alles Glück, das auch in dieser Lage wichtig sein kann. Kämpfe, so wie ich dich im Sport erlebt habe. Alina und die Kinder werden dir Liebe und Hilfe geben. Die Latte liegt hoch. Aber du kannst und wirst sie überwinden. Herzliche Grüße an Alina. Und deinen »Sprung« in die Zukunft werde ich mit vielen Gedanken und Wünschen kommentieren.*

(Dieter Adler, langjähriger TV-Sportkommentator)

*Lieber Tim, meine Freundin und ich wünschen dir alles Glück und alle Kraft, die du brauchst. Bleib tapfer, wie du es immer warst. Ich danke dir für die tollen Zeiten in Stellenbosch und für die Trainingseinheiten, die mich geprägt haben. Einen Satz hast du mir mitgegeben: »Immer weiter, es geht immer weiter.«*

(Christian Quast, ehemaliger Stabhochspringer)

*Hallo Tim, ich möchte dir ganz viele und liebe Grüße senden. Wünsche dir und deiner Familie von ganzem Herzen alles Gute und Kraft für den weiteren Kampf! Und vergiss nicht: Eine deiner Stärken ist, uns immer zu Höchstleistungen zu pushen, und genau das packst du jetzt auch für dich! Ich denk an dich. Sieb*

(Alexander Siebeck, ehemaliger RB-Leipzig-Spieler, jetzt Karlsruher SC)

Ich bin schlichtweg überwältigt von der ehrlichen Anteilnahme so vieler Menschen, die mir mehr oder weniger nahestehen, deren Wege sich mehr oder weniger häufig mit meinen gekreuzt haben. Ich beantworte jede Nachricht, oft ergibt sich daraus ein längeres Mail-Pingpong.

Eines wird mir klar: Krebs lässt niemanden kalt. Er ist auch kein wirklich geeignetes Feld für Flapsigkeiten. Er schlägt tiefe Kerben und erinnert daran, wie schnell es jeden von uns erwischen kann. Das Fallbeil hängt über jedem, jeden Tag kann es heruntersausen.

## *Sonntag, 21. Mai 2017*

Zur Sicherheit steht ein Blutcheck im Klinikum an. Wir frühstücken noch alle gemeinsam, dann verabschiede ich Tyger. Um zehn Uhr geht es ab zur Kontrolle.

Ich lerne Dr. Tobias Haas kennen, der mir erneut viel zu meiner Krankheit erklärt. Da verschiedene Zeitungen innerhalb der Pressewelle auch Aufklärung betrieben haben und eine Statistik gelesen haben, derzufolge nach fünf Jahren 40 Prozent der Erkrankten nicht mehr leben, hatte ich ein paar Fragen. Und so ergab sich ein beruhigendes und informatives Gespräch.

Bei meiner speziellen und äußerst seltenen Art der Leukämie ist eine solche Statistik unerheblich. Es geht um komplexe Inhalte und eine aggressive Form der Therapie, die die Heilungschancen maßgeblich mitbestimmt. Und bis zu diesem Zeitpunkt schlägt die Therapie sehr gut an. Das allein zählt. Hinzu kommt die sichere Aussicht auf einen geeigneten Spender. Die Blutwerte passen auch. Ich benötige keine Infusion und kann zurück nach Hause. Ich kann sogar im eigenen Kraftraum noch ein Training mit Sebastian absolvieren und später im Garten der Urgroßeltern den neuen Sandkasten für Okkert zusammenbauen.

In den kurzen Pausen des Tages beantworte ich neue Nachrichten. Es gesellen sich nach wie vor weitere dazu. Es wird ein bisschen dauern, bis ich allen geantwortet habe.

Der Sonntagabend ist ruhig und lässt mir etwas Zeit, um über die letzten Tage nachzudenken. Es war eine intensive Woche. Eine Woche mit einer Wendephase hin zu mehr Erleichterung. Die Blutwerte stabilisieren sich und die Last der Veröffentlichung ist von meinen Schultern. Ein kurzes Durchatmen scheint angesagt.

Alina entdeckt vor dem Einschlafen auf bild.de einen Bericht, der mir Mut macht. Im Zusammenhang mit meiner Leukämieerkrankung werden drei Sportler vorgestellt, die den Blutkrebs in der Vergangenheit besiegen konnten:

1. Der frühere amerikanische Basketball-Superstar Kareem Abdul-Jabbar erkrankte im Jahr 2009 an Leukämie. Doch Abdul-Jabbar erholte sich davon ebenso wie von einer Bypass-Operation sechs Jahre später und arbeitet nach wie vor als TV-Experte im US-Fernsehen.

2. Auch der Schweizer Fußballer Pirmin Schwegler besiegte den Blutkrebs, und zwar bereits als Kleinkind mit 18 Monaten. Nach zwölf Chemotherapien war Schwegler geheilt und wurde ein erfolgreicher Fußballprofi, aktuell bei Hannover 96.

3. Und noch ein Fußballer: Der Bulgare Stiliyan Petrov musste seine Profi-Karriere bei Aston Villa wegen der Diagnose akute Leukämie im Jahr 2012 beenden. Auch er kämpfte sich zurück ins Leben. Nach vierjähriger Leidenszeit gab Petrov im Juli 2016 sein umjubeltes Comeback beim englischen Zweitligisten.

Das bringt mir zweifellos mehr Zuversicht. Ich kann es packen, wenn ich daran glaube und mich durchbeiße. Ich muss stark bleiben und stets alle Energiereserven mobilisieren. Wenn ich mich der Schwäche hingebe, werde ich für den Krebs ein gefundenes Fressen sein.

Wofür bin ich schließlich Sportler? Niederlagen in positive Energie umwandeln – das kann ich. Jetzt habe ich Gelegenheit, diese Fähigkeit auch außerhalb des Sportplatzes unter Beweis zu stellen.

## *Montag, 22. Mai 2017*

Schon in der letzten Woche haben die Hochs und Tiefs meiner allgemeinen Verfassung Spuren hinterlassen. Die körperlichen Wechselbäder greifen Stück für Stück nach meiner Psyche. Das ständige Ringen um eine starke Verfassung und eine positive Einstellung – Tag für Tag, von früh bis spät, Nacht für Nacht – bringt meine Substanz ins Wanken.

Die Psyche schreit nach einer Infusion. Aber die ist so leicht nicht zu bekommen.

Mit Alina will ich im Moment über dieses Thema nicht sprechen, sie ist selbst spürbar mitgenommen. Sie hat gemeinsam mit ihrem Umfeld unglaublich viel gegeben. Sie hat sich am Tag der Diagnose fest vorgenommen, mir in Sachen Optimismus auch in verzweifelten Phasen immer voraus zu sein. Was ihr auch gelingt. Trotzdem zehrt der tägliche Verzicht auf ein normales Leben an ihr. Mehr, als sie je zugeben würde. Das spüre ich, obwohl sie nie klagt.

Kein Tag ist planbar. Selbst ein Badeausflug zum Starnberger See steht bis zur letzten Minute auf der Kippe. Bei allem, was ich mir vornehme, entscheiden die Blutwerte. Heute zum Beispiel sind die Werte erneut miserabel, also brauche ich eine Infusion mit Blutplättchen. Diese werden bestellt und kommen je nach Verfügbarkeit nach einer oder aber erst nach vier Stunden in die Praxis. Dann muss ich schnell hin und hänge weitere zwei Stunden an der Nadel. So geht der Tag vorbei, und kein Termin von Alina, keine gemeinsame Unternehmung kann sicher umgesetzt werden. Ich bin einfach ein Wackelkandidat.

Nächste Woche steht die große Hochzeitsfeier von Karin und Georg auf Mallorca an. Wir haben bereits im Januar die Flüge gebucht, wollten eine Woche Urlaub machen und die Zeit mit unseren Freunden genießen. Und dann hat der 3. März unser Leben komplett auf den Kopf gestellt. Alina war damals gerade mitten in den Vorbereitungen von Karins Junggesellinnenabschied. Den Job der Organisatorin hat sie inzwischen an eine von Karins Freundinnen abgegeben, ebenso den der Trauzeugin.

Heute wollte Alina ihre Freundin Karin zur Anprobe des Brautkleids begleiten. Kein Problem, dachten wir, ich würde bei Okkert zu Hause bleiben. Wegen der erneut schlechten Werte und infolge meiner schweren Erschöpfung mussten wir dann jedoch vom weißen Brautkleid zum weißen Arztkittel umschwenken – Alina blieb nichts als eine Absage an

Karin, nachdem klar wurde, dass Sandra so kurzfristig nicht einspringen konnte, um auf Okki aufzupassen.

Ich fühle mich elend, weil ich Alina durch meine Krankheit jedes auch noch so kleine Highlight wegnehme.

»Ich bin richtig gut drin, dir alles zu versauen«, sage ich mit bitterer Ironie.

»Jeder hat so sein Spezialgebiet«, gibt sie mit einem Augenzwinkern zurück.

Das ständige Warten auf die Werte, der Zwang, unmittelbar auf die Ergebnisse reagieren zu müssen, das ständige Scheitern unserer Pläne, die tägliche Achterbahnfahrt über einen ungewissen Streckenverlauf – es ist längt klar, wer in unserem Leben das Steuer übernommen hat.

## *Dienstag, 23. Mai 2017*

Der gestrige Tag sitzt mir noch in den Knochen. Die Gedanken kreisen um die Ausweglosigkeit meiner Lage. Wo ist der Knopf zum Abstellen!?

Ich muss irgendwie runter von dem Karussell – und backe einen Kuchen, den ersten meines Lebens. Einen Sandkuchen aus einer Backmischung, aber immerhin. Bevor ich das Ergebnis prüfen kann, steht schon wieder der nächste Praxistermin an. Die Werte sind grottenschlecht.

Zu Hause angekommen, bin ich wieder so platt, dass nur noch der Weg auf die Couch bleibt. Ich frage mich, ob diese eklatanten Erschöpfungszustände psychischer Natur sind, meine enttäuschte Reaktion auf die schlechten Laborergebnisse. Oder andersherum: Würde die Nachricht über bessere Blutwerte meine innere Dynamik beflügeln? Ich werde es wohl erst herausfinden, wenn die Werte zur Abwechslung mal nach oben ausschlagen.

Später kann ich mich doch wieder aufraffen. Ich besorge endlich das neue Kennzeichen für die Vespa und spreche in der Werkstatt für einen baldigen Service vor. Danach geht es weiter zu Alina, die den Nachmittag bei ihrer Freundin Johanna verbringt. Johanna und ihr Mann Bene sind langjährige Freunde von uns. Ihre beiden Kinder und Okki spielen so oft es geht miteinander. Das ist uns vor allem deshalb wichtig, weil für Okki eine Kita noch immer tabu ist. Wir sind froh, dass Okki trotzdem regelmäßig mit anderen Kindern Kontakt hat.

Abends lese und beantworte ich weitere Nachrichten aus nah und fern.

## *Mittwoch, 24. Mai 2017*

Und täglich grüßt das Murmeltier: neuer Tag, neue Blutwerte, schlechte Ergebnisse. Damit steht die Entscheidung fest, noch heute eine weitere Punktion des Knochenmarks vorzunehmen und der Sache auf den Grund zu gehen.

Es gibt fraglos schönere Nachrichten. Ich habe die letzte Punktion nur zu gut in Erinnerung. Stanze, Bohrer, Nadel, Ansaugen im Becken, autsch …

Mein Praxisarzt Andreas Hausmann beruhigt mich und macht mir den Eingriff so angenehm wie nur möglich. Natürlich zappeln meine Füße wieder, aber Doc Haus sorgt dafür, dass alles schnell und reibungslos über die Bühne geht. Anschließend bekomme ich eine weitere Blutplättchen-Infusion, damit ich am morgigen Vatertag meinen Frieden habe und nicht im Klinikum einchecken muss.

Endlich schaffen wir es mit Okki zum Starnberger See. Okki ist vom Wasser magisch angezogen, daher wird aus dem Spazierengehen ein Spazierenstehen. Trotzdem schön. Das Alpenpanorama am südlichen Ende des Sees ist immer wieder ein toller Anblick.

Zurück in der Wohnung wursteln Okki und ich im Garten herum.

Andreas Hausmann hat mir eine Nachricht über Whatsapp zukommen lassen: Das Ergebnis der Untersuchung des Knochenmarks ist unauffällig, und meine Blutwerte sollten sich bald wieder normalisieren. Puh! Diese Nachricht tut nach den letzten Tagen einfach nur gut. Auch das Pfeifen meines Beckens nach dem Eingriff heute ist mir mit einem Schlag egal.

# KLEINE FREUDEN, GROSSE WIRKUNG

## *Donnerstag, 25. Mai 2017*

Ein Tag ohne Kontrolle und Termine, juchuu! So können wir wieder einmal zusammen in aller Ruhe frühstücken. Uropa Willi kommt mit seinem E-Bike vorbei. Er gießt regelmäßig das Familiengrab auf dem Waldfriedhof ganz in unserer Nähe und nützt den Schlenker, um bei uns – genauer gesagt: bei Okki – nach dem Rechten zu sehen.

Jasmin Raziorrouh und Carsten Maier, Alinas RTL-Kollegen und mittlerweile gute Freunde, haben sich zum Grillen angekündigt. Schon gestern habe ich alle Zutaten für einen speziellen Nudelsalat besorgt, den ich mir im Internet rausgesucht habe. Da Kuchen für einen Sommergrillabend eher unpassend ist, bin ich fest entschlossen, mein Repertoire zu erweitern. Backen und Kochen – mein neues Erfolgserlebnis-Rezept.

Mit Hingabe mariniere ich das Grillfleisch. Heute will ich ganz in meiner Gastgeberrolle aufgehen und mich unseren Gästen nicht als dahinsiechender Krebspatient präsentieren. Motivation, Kraft und Vorfreude sollten dazu ausreichen.

Es wird eine tolle Grillparty mit mir als Grillmeister. Carsten und Jasmin erzählen von ihren Promi-Drehs, geben witzige Geschichten zum Besten, Traudl und Nik toben mit Okki im Garten umher, unsere Nachbarn finden sich zum Plausch am Gartenzaun ein. Unbeschwerte, heitere Stunden, in denen es nicht um meine Krankheit geht, sondern um das ganz normale Leben, in dem ich meinen Platz vielleicht doch behalten darf.

## *Freitag, 26. Mai 2017*

Um acht Uhr sitze ich schon in der Praxis. Ich bekomme zwei Beutel Blutinfusionen und bin infolge der besseren Blutwerte recht zuversichtlich gestimmt. Ich fühle mich im Vergleich zu den vergangenen Tagen deutlich gestärkt.

Wir haben den verwegenen Plan, morgen über Nacht nach Tirol ins Haus von Alinas Eltern zu fahren. Mit Traudl und »unserem Brautpaar« Karin und Georg. Hoffentlich kann der Plan umgesetzt werden. In Anbetracht der vielen gescheiterten Unternehmungen gibt es die Vorfreude nur noch mit angezogener Handbremse.

Zunächst aber geht es mit Okki in den Baumarkt, um Sand für seinen neuen Sandkasten bei den Urgroßeltern zu besorgen. Dieser wird auch sofort eingefüllt und alles spielbereit gemacht. Am Nachmittag ist bei schönem Wetter dann Spielen mit Okki im Garten angesagt.

Am Abend kommt uns Sebastian besuchen und wir essen gemeinsam zu Abend.

Meinem Körper geht es spürbar besser.

## *Samstag, 27. Mai 2017*

Zusammen mit Okki drehe ich schon zeitig eine Runde mit dem Rad und hole Semmeln. Das Wetter vertreibt alle trüben Gedanken. Dann trainiere ich gemeinsam mit Sebastian im eigenen Keller und fühle die Bewegungsfortschritte in der bestrahlten Schulter. Ich feiere sogar mein Comeback im Bankdrücken mit exakt 20 Kilo. In anderen Worten: Ich kann die Stange ohne Gewichte auf den Seiten wieder ohne Schmerzen rauf und runter bewegen. Lächerlich, aber schön.

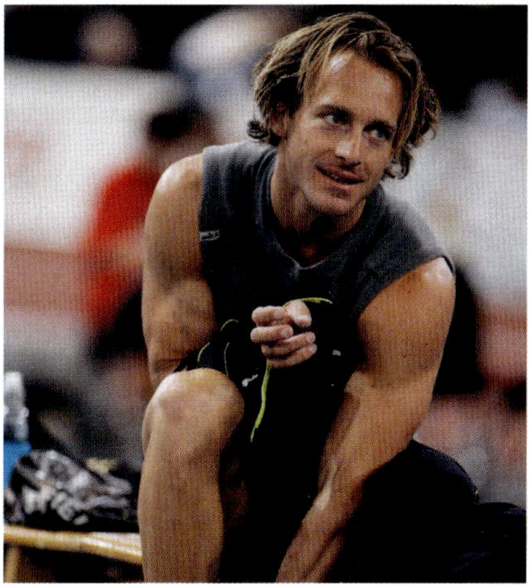

*Szene aus vergangener Zeit:*
Tim bereitet sich 2006 auf einen Wettkampf in der Stuttgarter Schleyer-Halle vor.

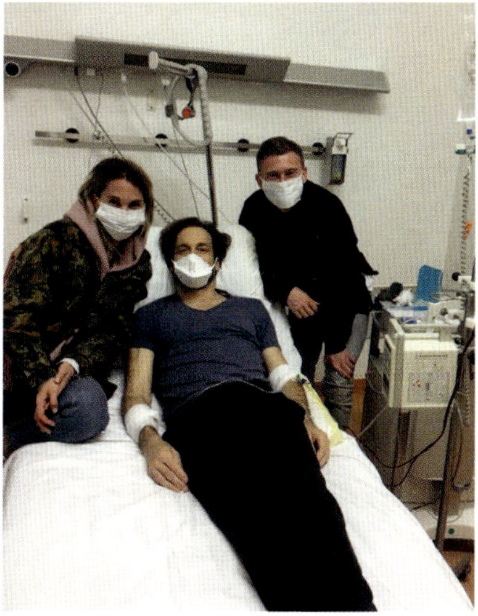

*5. März 2017:*
Besuch von Karin und Georg Teigl während Tims erstem Aufenthalt im Klinikum

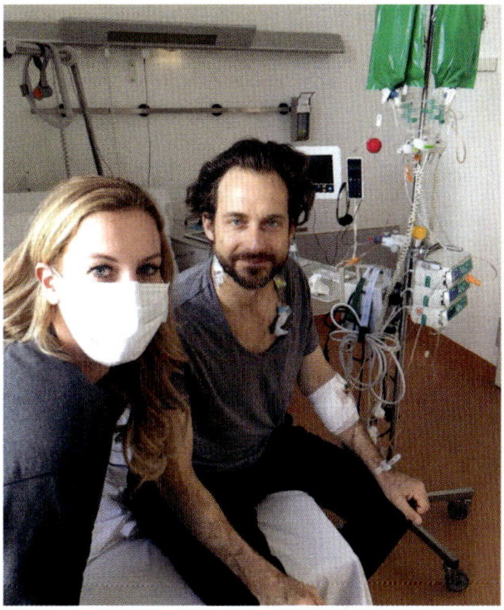

*11. März 2017:*
Besuch von Charlotte Würdig während der ersten Chemotherapie im Klinikum rechts der Isar (München)

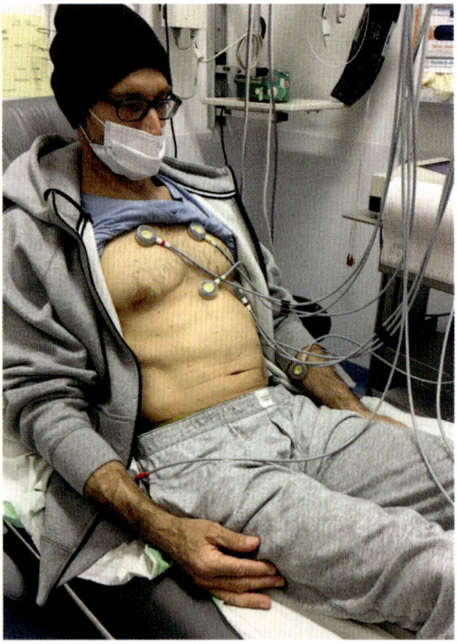

*19. März 2017:*
Mit 39 Grad Fieber muss Tim nachts in die Notaufnahme des Klinikums.

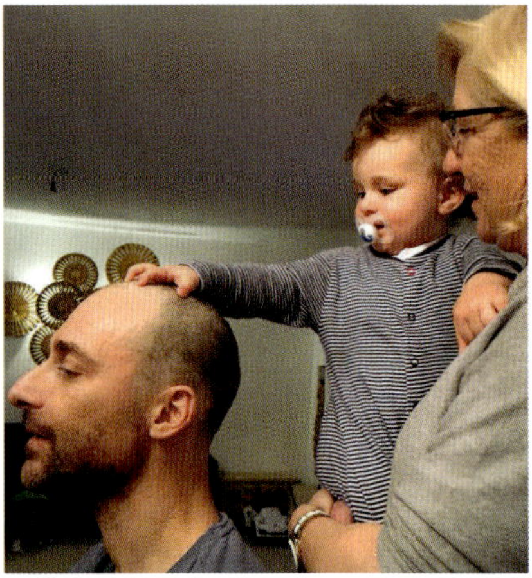

*16. März 2017:*
Okki begutachtet Tims »neue Frisur«.

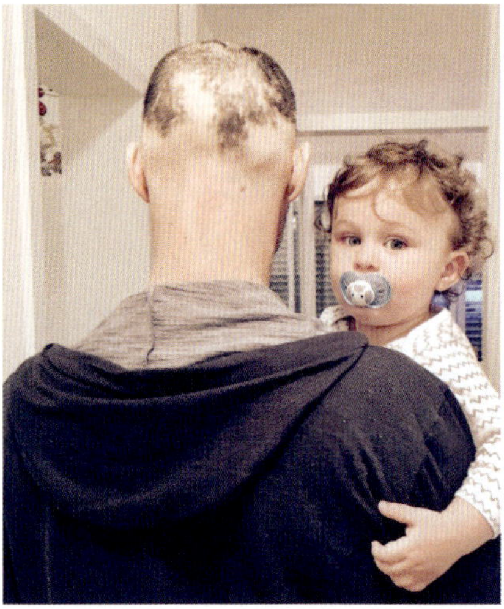

*27. März 2017:*
Tim trägt seinen Sohn Okkert auf dem Arm.

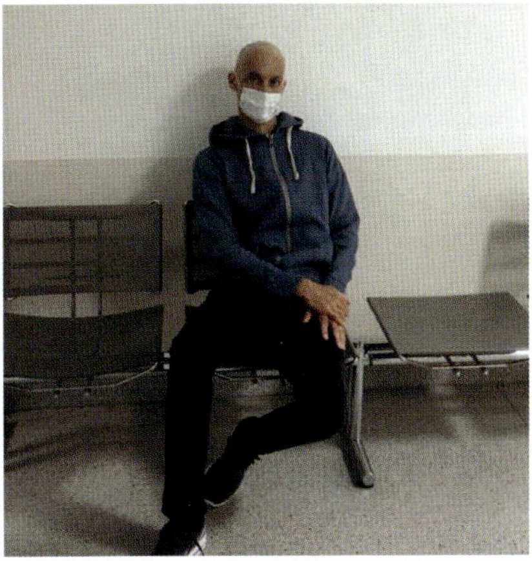

*7. April 2017:*
Tim wartet vor dem Start der zweiten Chemotherapie auf einen Röntgentermin.

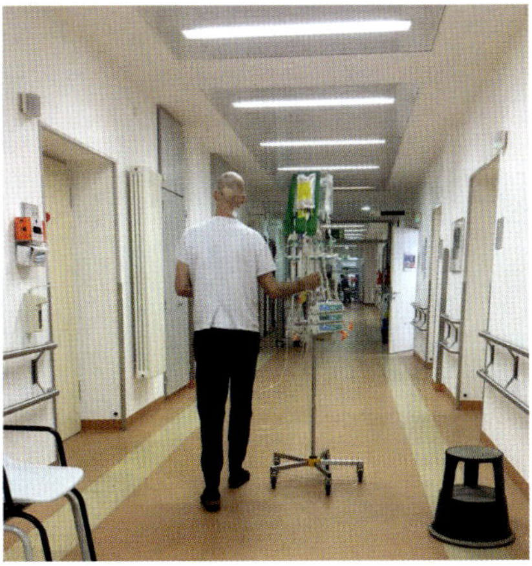

*8. April 2017:*
Spaziergang auf der Onkologie-Station während der zweiten Chemotherapie

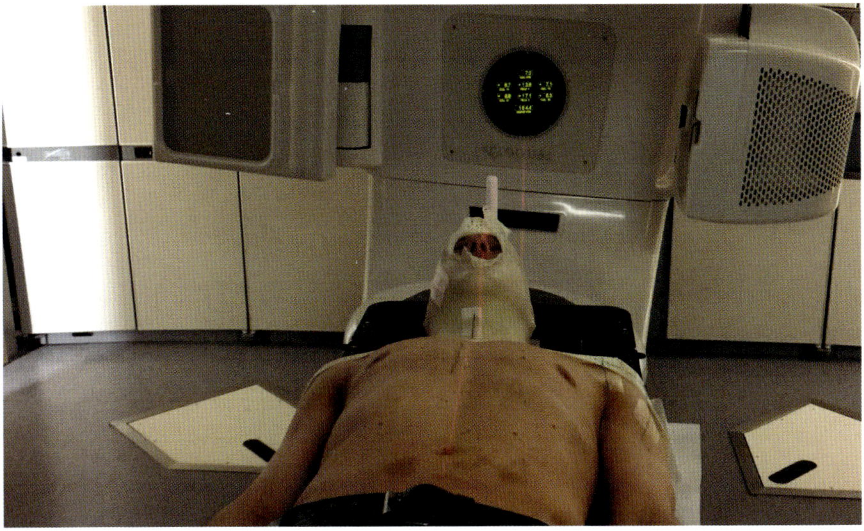

*18. April 2017:*
Tim während einer Strahlentherapie. Die Maske dient zur Fixierung, sodass sich die Schultern nicht bewegen können.

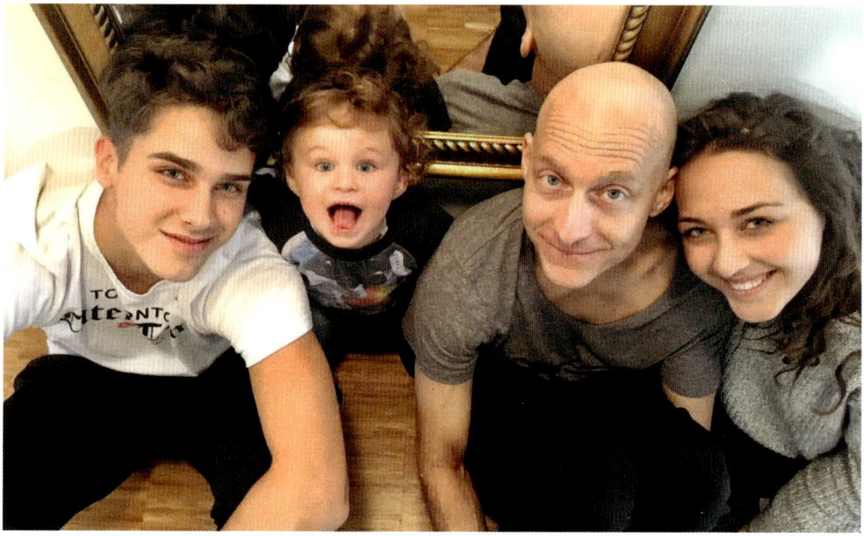

*29. April 2017:* Tim im Kreise seiner Söhne Tyger und Okkert und Tochter Fee

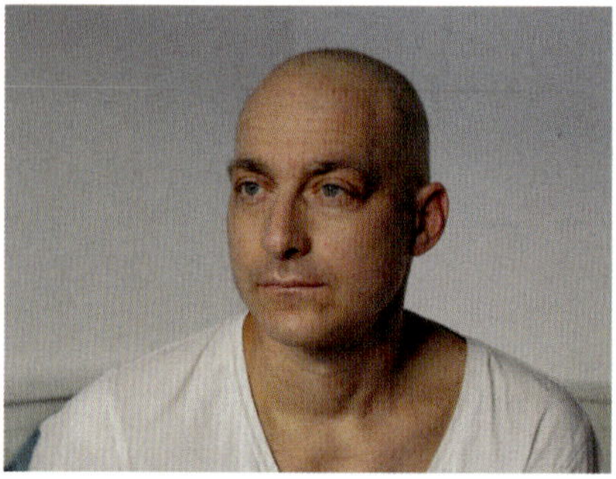

*15. Mai 2017:*
Zwischen Blutplättchen-Infusion und Blutkontrolle – Tim sind die Zeichen seiner Erkrankung deutlich anzusehen.

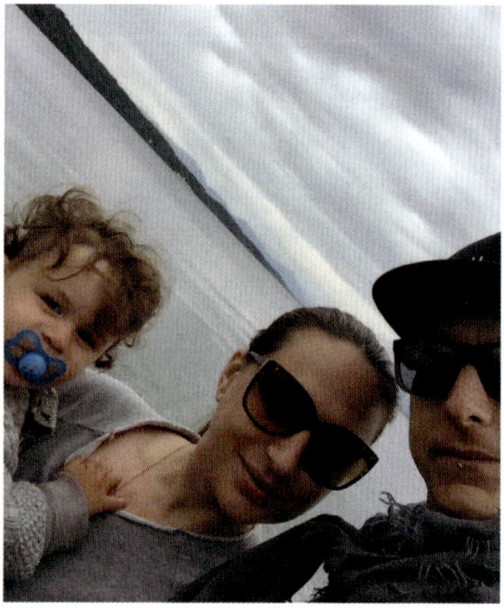

*24. Mai 2017:*
Familienausflug an den Starnberger See

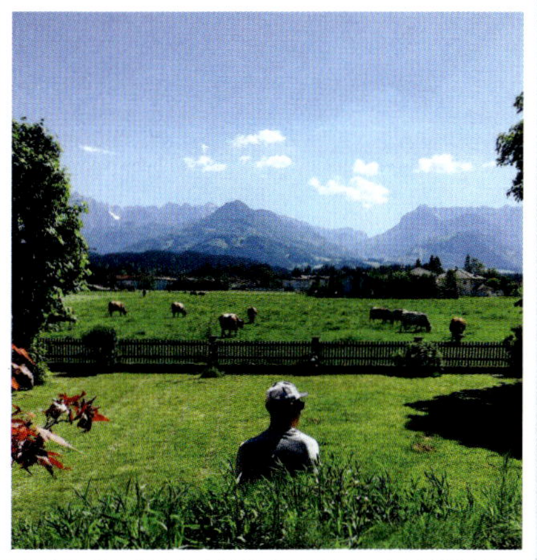

*27. Mai 2017:*
Kurzurlaub bei Kaiserwetter – Tim blickt von Kössen (Tirol) aufs Kaisergebirge.

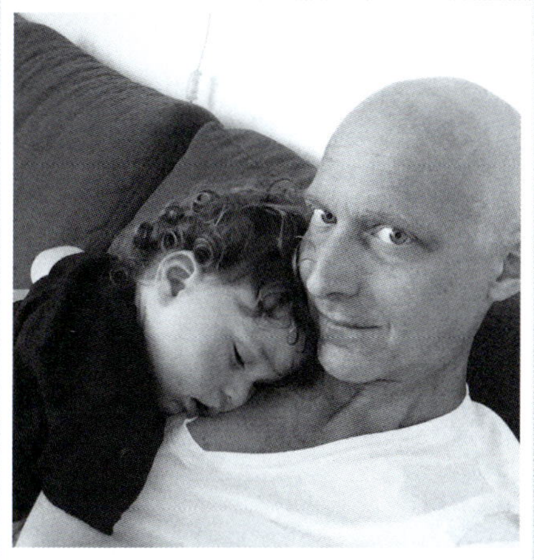

*Im Juni 2017:*
Vaterfreuden! Okkert schläft entspannt auf Tims Brust.

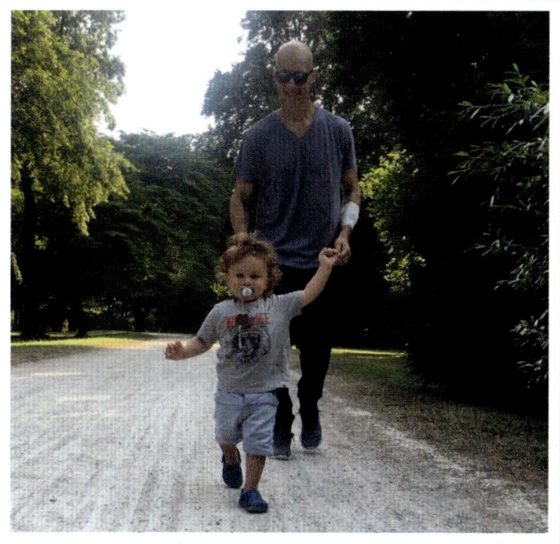

*21. Juni 2017:*
Tim und Okkert spielen nahe des Klinikums rechts der Isar im sommerlichen Park.

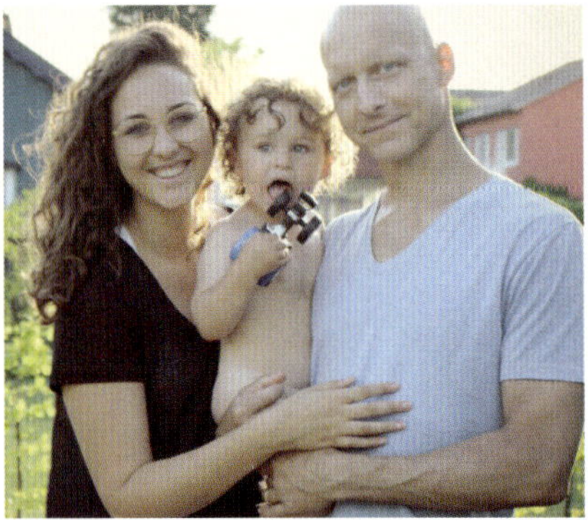

*9. Juli 2017:*
Tim zusammen mit Okkert und Fee im heimischen Garten in München

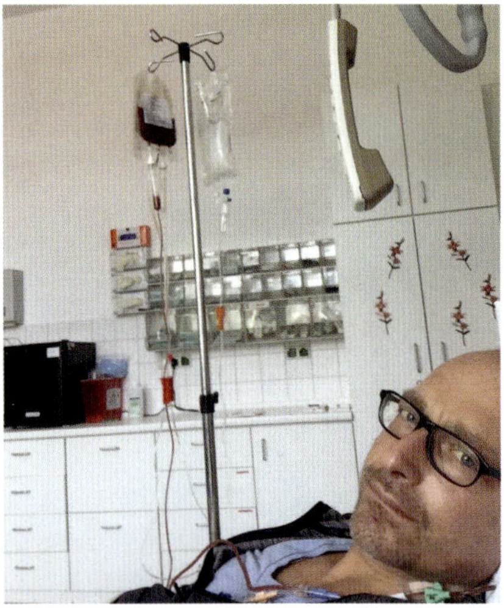

*2. August 2017:*
Tim während der Stammzelltransplantation

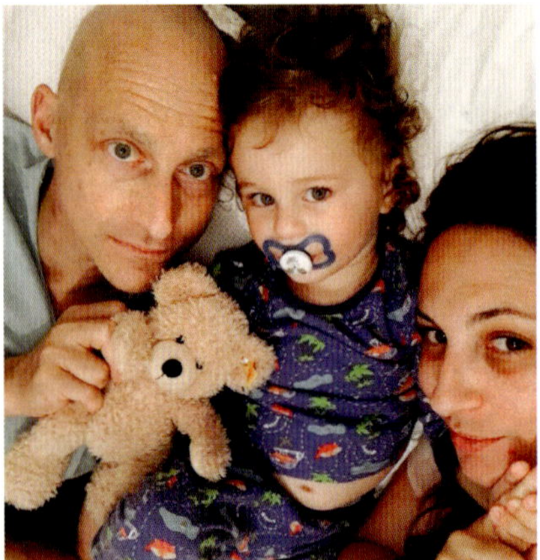

*24. Juli 2017:*
Die letzte Nacht zu Hause, bevor die Isolationsphase im Krankenhaus beginnt

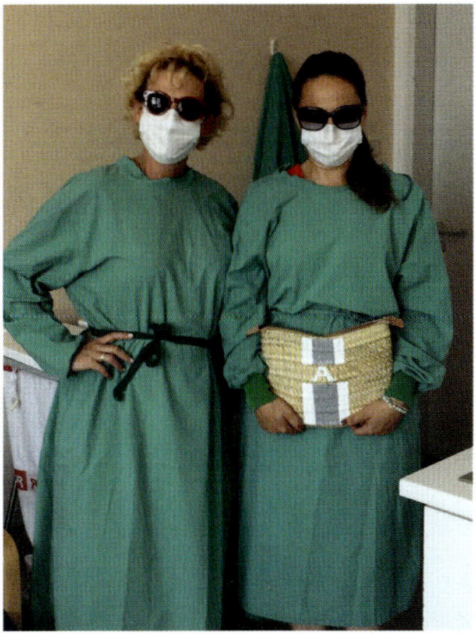

*3. August 2017:*
Freundin Johanna Zacherl und Ehefrau Alina besuchen Tim nach vollzogener Transplantation.

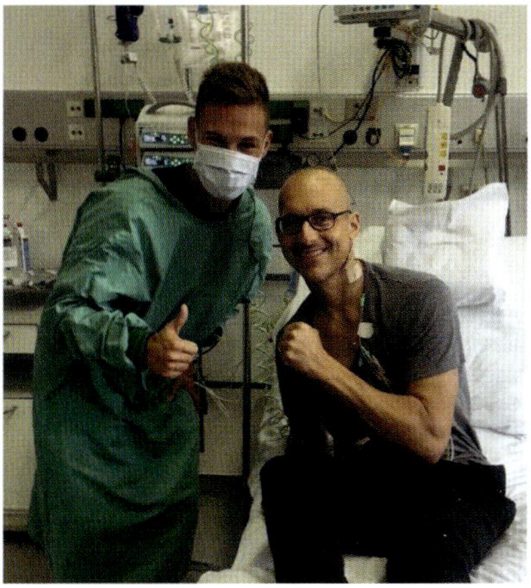

*11. August 2017:*
Besuch von Joshua Kimmich auf der Isolationsstation

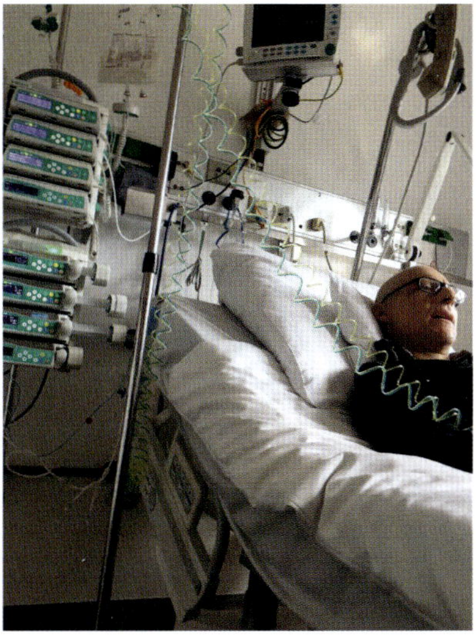

*18. August 2017:*
Tim auf der Isolationsstation des Klinikums. Die Zahl der Leukozyten steigt.

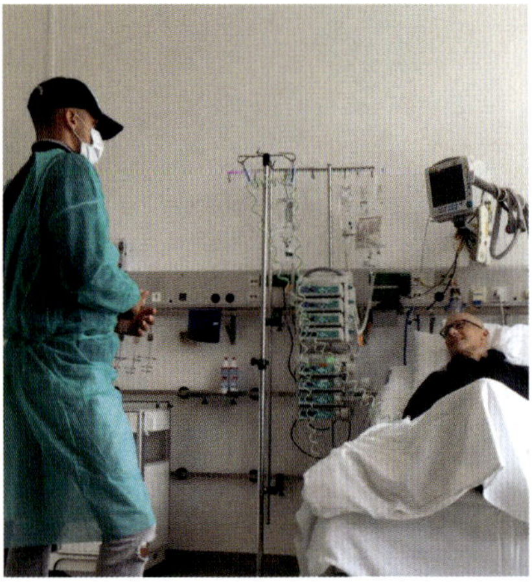

*21. August 2017:*
Sohn Tyger zu Besuch auf der Isolationsstation

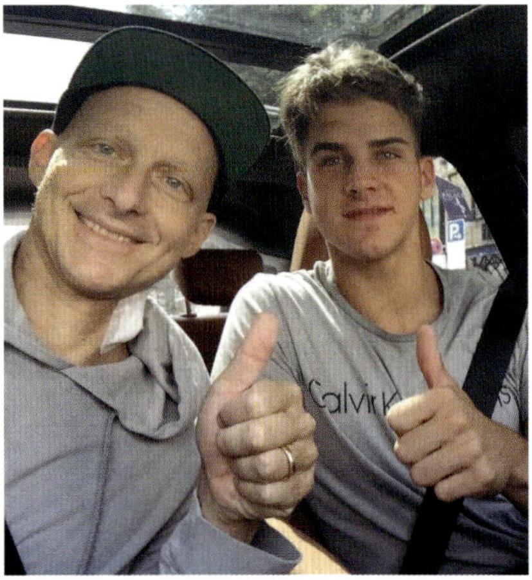

*25. August 2017:*
Endlich Freiheit! Tyger holt Tim von der Isolationsstation ab.

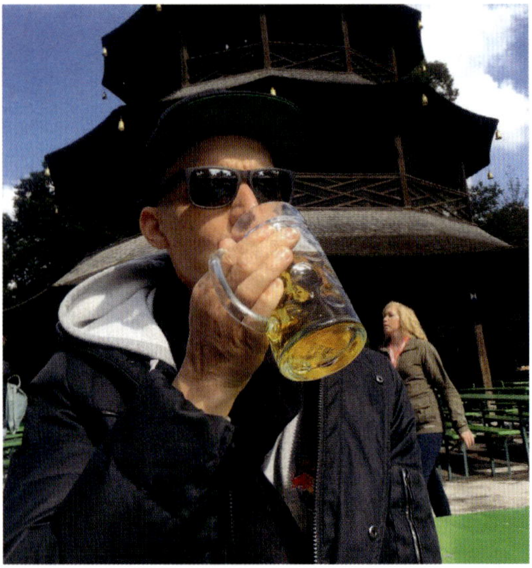

*21. September 2017:*
Tim im Biergarten am Chinesischen Turm bei einem alkoholfreien Radler

Gegen Mittag geht es weiter in die Stadt, das Kleid für die Hochzeit abholen, und dann nach Kössen. Es ist der erste Kurzurlaub nach meiner Schockdiagnose. Und das bei Kaiserwetter! In Kössen erwartet uns schon Traudl, wenig später treffen Karin und Georg ein. Ich grille für uns und wir essen in großer Runde. Es ist wirklich schön, es fühlt sich so gesund und normal an.

Während alle munter auf der Terrasse lachen und plaudern, schleiche ich mich in den Garten und schaue auf die von der Sonne beleuchteten Felsmassive des Wilden und Zahmen Kaisers. Gedanken springen mir in den Kopf – »Wie oft darf ich dieses Panorama noch sehen« und »Hoffentlich kann ich in einem Jahr noch hier stehen und das Leben fühlen« –, aber mit einer gewissen Gelassenheit lasse ich diese Sätze zu. Ich genieße einfach nur den Moment und schließe ihn fest in mein Herz. Es rollen ein paar Tränen. Mir wird einmal mehr klar, dass ich ein erfülltes Leben führen durfte. Es gäbe keinen Grund zur Klage, wenn dieses Leben nicht mehr lange dauern würde. Ich weiß aber auch, wofür es sich zu kämpfen lohnt. Mir ist nicht bange. Ich wische schnell die Tränen weg und gehe wieder zu den anderen zurück.

## *Sonntag, 28. Mai 2017*

Der Tag startet mit bestem Wetter und einem üppigen Frühstück. Nur fünf Gehminuten vom Haus entfernt gibt es die beste Bäckerei der Welt. Alina hat eingekauft, und der Duft von frisch gebackenen Semmeln, Brezen und Croissants ist bis in die Schlafzimmer im oberen Stockwerk gedrungen.

Gemeinsam mit den Teigls gehen wir eine große Runde spazieren. Auf den Weiden grasen Kühe und Pferde. Am Himmel können wir einige Paragleiter ausmachen, die von der Bergstation der Unterbergbahn starten. Schöne heile Welt. Wir sind gerade mal 100 Kilometer von München entfernt. Doch mir ist, als wäre ich auf einem fernen Planeten, auf den sich kein Krebs verirrt.

Zwischenzeitlich macht sich Traudl auf den Weg nach München. Auch die Teigls brechen zu ihrer Rückreise nach Augsburg auf. Nächste Woche steigt die Hochzeitsfeier auf Mallorca, und schon morgen früh startet ihr Flieger nach Palma. Karins Abschied ist voller Wehmut, denn leider werden die Lobingers den »schönsten Tag des Lebens« nicht mitfeiern können.

Wir drei machen noch einen kleinen Ausflug rauf zur Mühlbergalm oberhalb von Kössen. Es hat fast 30 Grad, doch da oben weht eine leichte Brise. Der Blick auf das Kaisergebirge bis weit hinein in die Kitzbüheler Alpen ist fantastisch. Okki schließt Freundschaft mit einer schwarzen Katze, und ich bin happy, als sie sich nach einigen fehlgeschlagenen Versuchen doch noch von ihm streicheln lässt.

Am Abend besuchen uns noch gute alte Freunde, Romana und ihre Tochter Sarah. Die beiden haben viele Jahre in Kössen ein italienisches Restaurant betrieben, praktisch unser zweites Wohnzimmer, wenn wir dort waren. Sie gestehen mir, wie geschockt sie waren, als sie von der Diagnose erfuhren, und wie sie sich freuen, mich in so guter Verfassung zu sehen. Dann lass ich die Mädels allein, spiele mit Okki im Garten.

Kössen tut mir einfach gut.

## *Montag, 29. Mai 2017*

Von Kössen geht es direkt in die Praxis zur Blutkontrolle. Auch über das Wochenende ist alles gut geblieben. Die Verschiebung der nächsten Chemotherapie um eine Woche macht jedoch weiterhin Sinn, denn mein Körper erholt sich nur langsam.

Bei sommerlichem Wetter und mit guter Laune fahre ich weiter zum Training mit Joshua. Ich absolviere einen Teil des Aufwärmens mit ihm gemeinsam und lasse ihn dann verschiedene Krafttests absolvieren.

Am Nachmittag bin ich mit Okki auf dem Fahrrad unterwegs und genieße die augenblickliche Leichtigkeit des Seins.

## *Dienstag, 30. Mai 2017*

Heute trainiere ich mit Joshua im Olympiastützpunkt Bayern (OSP), meiner alten Trainingsheimat. Mir wird in dieser vertrauten Umgebung ganz heimelig zumute. Ich treffe meinen alten Trainer Chauncey und den Stabhochspringer Malte Mohr, mit dem ich die letzten Jahre meiner Karriere gemeinsam in München trainiert habe. Beide wissen von meiner Krankheit und freuen sich aufrichtig, dass es mir gerade so gut geht.

Bei seinem Sprinttest kann ich Joshua nur anfeuern und nicht herausfordern, einen entsprechenden Armschwung lässt die Schulter noch nicht zu. Die Nerven können die schnellen Reize noch nicht richtig leiten und eine solche Bewegung »antreiben«. Aber auch das wird sich geben.

Auf dem Platz sieht es dann besser aus, und ich kann Bälle schlagen und spezifische Übungen anleiten. Und das bei herrlichem Sonnenschein. Die Euphorie hält sich über den weiteren Tag.

## *Mittwoch, 31. Mai 2017*

Neuer Blutcheck und weiter zum nächsten Training mit Joshua. Wir trainieren wieder in der Werner-von-Linde-Halle im OSP. Malte gesellt sich zu uns und trainiert anfangs mit. Es tut wirklich gut, vereinzelte Übungen mitmachen und vieles wieder vormachen zu können. Wie schön, wenn der Körper mitzieht. So erkenne ich ihn wieder. Ich fühle mich mittendrin und genieße mein Glück.

Traudl hatte Okki in ihrer Obhut. Sie waren bei den Urgroßeltern und zusammen mit dem Uropa im Tierpark Hellabrunn. Okki hat sich wohl am meisten für die Fische in den Aquarien interessiert. Die »üblichen Verdächtigen« wie Elefanten, Löwen, Affen und Giraffen fand er nur halb so spannend.

Jetzt bereitet sie für uns das Abendessen zu, Cordon bleu mit Kartoffelsalat. Nik kommt auch, und Okki freut sich über einen Spielkameraden.

### *Samstag, 3. Juni 2017*

Wir haben übers Wochenende lieben Besuch von Nadine und Guido Pierskalla, unseren ehemaligen Wohnungsnachbarn in Leipzig. Ihre Zwillinge sind etwa in Okkis Alter. Sie wurden sehr enge Freunde in Leipzig. Alina und Nadine haben sich als frischgebackene Mütter unter die Arme gegriffen. Guido ist langjähriger Sportmoderator beim MDR, da ging uns der Gesprächsstoff nie aus. Auch wenn wir gern nach München zurückgekehrt sind, ist uns die Trennung von Familie Pierskalla sehr schwergefallen. Endlich hat es mit dem Wiedersehen geklappt.

### *Donnerstag, 8. Juni 2017*

Diesmal fahre ich mit der Vespa zum Klinikum und atme während der ganzen Fahrt tief ein und aus. Noch ein bisschen Sommerfeeling, bevor es wieder nur Krankenhausluft zu atmen gibt. Diesmal steht ein zweitägiger Klinikaufenthalt an, das ist doch erfreulich überschaubar. Es wird auch kein Zugang am Hals benötigt, was mich sehr froh stimmt. Ziel bei dieser Chemo-Runde wird es sein, die Produktion meiner eigenen Stammzellen anzuregen und diese gut sieben Tage nach Ende der Therapie »abzuschöpfen«.

Dann erfahre ich, dass mein Zimmer noch nicht frei ist. Der Klassiker. Die Erfahrung der letzten Aufenthalte lässt mich ruhig bleiben. Es steckt nie Absicht dahinter – Großklinik-Alltag eben. Nach der Erstuntersuchung mit der Blutabnahme melde ich mich bei der Ärztin ab und düse mit der Vespa wieder nach Hause, mache eine Brotzeit mit Alina und spiele mit Okki nach seinem Mittagsschlaf.

Der kleine Aufschub tut gut. Doch: Aufgeschoben ist nicht aufgehoben, und so liege ich am Nachmittag dann in meinem Klinikbett zur Vorbereitung auf die nächste Chemo-Runde. Noch während die verschiedenen Flüssigkeiten in mich hineinträufeln, keimt Übelkeit auf und die Müdigkeit rollt über mich hinweg. Dennoch verspüre ich in diesem Moment die

Gewissheit, dass ich die Krankheit besiegen kann und wieder ganz gesund werde.

Das Abendessen rühre ich nicht an. Ich bleibe ruhig im Bett liegen und warte darauf, dass der Schlaf über die Übelkeit siegt.

## *Freitag, 9. Juni 2017*

Und wieder beginnt ein neuer Tag mit der Kombination Hunger plus Übelkeit. Der leere Magen schreit nach Essbarem. Die Übelkeit hält dagegen und schreit: Bloß nichts essen!

Ich überlege, ob sich die Übelkeit vielleicht legt, sobald ich etwas im Magen habe. Also schleiche ich – um meinen Zimmerkollegen nicht zu wecken – zu meinem unberührten Abendessen und löffle einen Joghurt.

Meine Rechnung geht jedoch nicht auf. Mein Magen nimmt mir den Joghurt übel. Also bleibt mir nichts anderes übrig, als die Medikamente gegen die Übelkeit zu nehmen. Sie bleiben wirkungslos. Erleichterung bringt erst eine Infusion. Die macht mich zwar platt vor Müdigkeit, aber ich nehme jetzt alles in Kauf, um die quälende Übelkeit loszuwerden.

Leider bleibt das ekelhafte Gefühl im Magen mein treuer Begleiter für den Rest des Tages. Ein Chemo-Infusionsbeutel nach dem anderen wird verabreicht. Zwischendurch gibt es immer wieder etwas gegen Übelkeit. Ich schreibe Alina, sie solle heute nicht kommen. So mies, wie ich mich fühle, werden auch die kreativsten Ablenkungs- und Aufmunterungsversuche nicht fruchten.

Mittag- und Abendessen bleiben unberührt. Spätabends nehme ich das Angebot meines Bettnachbarn an, und es gelingt mir, ein paar Salzstangen zu essen und sogar zu genießen. Der Rest der Nacht besteht aus Wachliegen neben meinem schnarchenden Zimmergenossen und unzähligen Toilettenbesuchen.

Die Unannehmlichkeiten werden getragen von der Vorfreude auf zu Hause.

## *Samstag, 10. Juni 2017*

Raus aus der Klinik und rauf auf die Vespa. Ein kurzer Stopp in der Apotheke, wo ich die vorbestellten Spritzen für die Produktion von meinen Stammzellen bekomme.

Alina steht an der Eingangstür mit Okki auf dem Arm, der gerade von seinem Mittagsschlaf erwacht ist. Glück pur. Nach einer Spielrunde im Garten lasse ich mir eine große Portion Spaghetti bolognese schmecken. Das Ausbleiben der Übelkeit macht mich fast stutzig. Aber dann blende ich meine Skepsis aus und genieße einfach das Gefühl von Sattheit und Zufriedenheit. Die Welt ist wieder in Ordnung, zumindest für den Moment.

Schlafen und Ausruhen funktioniert nicht. Der Körper arbeitet noch zu sehr. Also fahre ich Alina und Okki zu den Urgroßeltern nach und verbringe dort etwas Zeit.

Am Abend schaffe ich nur noch eine kleine Portion Joghurt und stopfe mich wieder voll mit Tabletten gegen die Übelkeit. Die Kraft reicht noch für das Länderspiel im TV, dann freue ich mich auf das Bett.

Wie befürchtet wird die Nacht unruhig. Wegen all der Chemie in meinem Körper muss ich spätestens nach 60 Minuten Wasser lassen. So werde ich Chemo-Augenringe wohl nie los.

Egal. Ich bin zu Hause!

## *Sonntag, 11. Juni 2017*

Ein richtiger Sommertag mit über 30 Grad. Es gibt nach der mauen Nacht ein ausgedehntes Frühstück und eine Portion vermeintliche Sonntagsnormalität. Der Tag bringt weder schlechte Gedanken noch große Erschöpfung. Meine Gedanken erholen sich, und mein Körper verdrängt die Strapazen der kurzen Chemotherapie. Am Nachmittag bummeln wir mit Okki durch die Nachbarschaft. So kann es von mir aus bleiben.

## *Montag, 12. Juni 2017*

Während Alina Karin und Georg vom Flughafen abholt, unternehmen Okki und ich einen Ausflug in den Baumarkt. Okki dirigiert mich zielstrebig zu den Aquarien, und es ist gar nicht so einfach, ihn von den Fischen loszueisen. Wir laden ein paar Pflanzen für den Garten ein, dann darf Okki noch ein paarmal das Rolltreppen-Band fahren und dort auf und ab marschieren.

Zu Hause freut er sich über das Wiedersehen mit Georg. Natürlich auch mit Karin – aber Georg ist sein Buddy. Wer einen Ball so lange hochhalten kann wie er, hat natürlich gute Karten.

Als die beiden nach Augsburg aufgebrochen sind, backe ich einen Buttermilch-Kirsch-Kuchen. Ich arbeite mich langsam in die höheren Sphären der Backkunst vor. Ich ernte großes Lob von Alina, Traudl und Nik, die sich gern als Versuchskaninchen zur Verfügung stellen. Ich probiere nur ein wenig, um ja nicht die Übelkeit wieder auf dumme Gedanken zu bringen.

Am Abend bekommen wir überraschend Besuch von Amina und Clemens Fandrich mit ihrem Hund. Clemens kenne ich aus meiner Zeit bei RB Leipzig, seine Freundin ist Leichtathletin. Sie sind auf dem Weg von Italien zurück nach Leipzig und haben spontan beschlossen, bei uns vorbeizuschauen.

Beide habe ich schon fast zwei Jahre nicht mehr gesehen, und so wird viel erzählt. Es tut gut, über die gemeinsame Zeit in Leipzig zu plaudern, und natürlich interessieren mich auch die aktuellen Geschehnisse rund um den Verein.

Gegen 21 Uhr falle ich todmüde ins Bett und kann zusammenfassen: Heute war ein guter Tag.

## *Dienstag, 13. Juni 2017*

Den Vormittag über stehen Kontrolltermine zur Feststellung meines Zustands nach der vierten Chemo-Runde auf dem Programm sowie die Nachsorgeuntersuchung meiner Schulter. Also rauf auf die Vespa und ab in Richtung Klinikum. Ich versuche, alles locker auf mich zukommen zu lassen, aber ganz so leicht lassen sich die Ängste nicht beiseiteschieben. Vor meinem geistigen Auge sehe ich Ärzte mit sorgenvollen Mienen und mitleidvollem Blick.

Glücklicherweise kommt es anders. Der Oberarzt studiert den Ausdruck mit meinen aktuellen Werten und versichert mir, dass die Behandlung scheinbar wirklich gut anschlägt. Er teilt mir ziemlich unverblümt mit, dass manche Patienten speziell in dieser Phase der Chemobehandlung, in der die Produktion der eigenen Stammzellen angeregt werden soll, in einen äußerst kritischen Zustand fallen. Fieber. Koma. Organversagen. Tod.

Seine Worte machen mir keine Angst. Sie rütteln meinen Kampfgeist wach: Nein, du Scheißkrebs. Mit mir nicht.

Allerdings kann ich nur schwer überhören, dass meine aktuell guten Werte in den nächsten Tagen rapide abstürzen könnten. Doch heute ist heute. Und heute sind die Werte gut. Ich nehme die Tage, wie sie kommen.

Ich schreibe eine SMS an Alina, die meine Nervosität am Morgen gespürt hat und sich hat anstecken lassen: »Sieht gut aus. Ärzte zufrieden mit mir.«

»Juchuuu!«, kommt es zurück.

Ich weiß, wie erleichtert auch sie ist, die bei meinen wilden Achterbahnfahrten immer an meiner Seite ist.

Wir genießen den Rest des Tages. Wir radeln durch den Westpark, Okki verfüttert seine Breze an die Gänse, wir schauen einer Gruppe von Frisbee-Spielern zu, kehren im »Rosengarten« ein, kaufen Eis und fahren damit zu den Urgroßeltern.

Ach, wie ist das Leben schön. Ich werde nicht zulassen, dass mir der Krebs alles versaut.

## *Mittwoch, 14. Juni 2017*

Der Tag beginnt mit einem Termin in der Praxis – es sollen die vergangenen und kommenden Tage besprochen werden. Die Blutwerte sind, wie nicht anders zu erwarten, auf dem Weg in den Keller, und so vereinbaren wir eine Blutplättchen-Infusion.

Am frühen Nachmittag besucht uns Alinas Freundin Audrey und bringt wie immer gute Laune mit. Sie hatte gerade erst Geburtstag und wird von Alina noch beschenkt. Dann fahren die beiden Frauen in die Stadt, während ich und Okki mit dem Rad ein paar Baustellen in der Nachbarschaft abklappern.

Okki ist ein glühender Verehrer von Baufahrzeugen. Bagger, Kran und Anhänger sind feste Bestandteile seines noch sehr überschaubaren Wortschatzes.

Der Baggerführer winkt uns zu, Okki erstarrt vor Ehrfurcht.

## *Donnerstag, 15. Juni 2017*

*What goes up, must come down …* Das kleine Zwischenhoch scheint sich wieder verabschieden zu wollen. Mein Körper baut stündlich ab. Ohne ersichtlichen Grund bin ich kaputt, hänge wie ein nasser Sack auf der Couch und nehme mir vor, auf gar keinen Fall den Rest des Tages dort zu verbringen. Aber die Trägheit legt sich wie ein großer, schwerer Mantel über mich.

Die Sommerhitze tut ihr Übriges. Der Mundraum beginnt anzuschwellen, alles drückt aufs Gemüt. Nachmittags raffe ich mich auf – was unendlich viel Überwindung kostet.

Zu dritt radeln wir zu den Urgroßeltern, um endlich den Gartenpavillon aufzubauen, den wir ihnen zu Weihnachten geschenkt haben. Dass sich der Aufbau so verzögert hat, wird mir natürlich nachgesehen. Allerdings: Uropa feiert bald seinen 91. Geburtstag, und da soll das gute Ding natürlich stehen.

Leichter gesagt als getan. Wir werkeln drei Stunden. Irgendeine Strebe passt nicht in die Schlaufe …

Dann ist das Werk vollendet, und der Geburtstagsparty im Garten steht nichts mehr im Wege.

## *Freitag, 16. Juni 2017*

Nach der Kraftanstrengung und Erschöpfung hatte ich auf einen tiefen, erholsamen Schlaf gehofft, aber Pustekuchen. Die Schmerzen im Mund sind trotz Tinktur nicht wegzukriegen. Sie stehen dem Einschlafen ebenso im Weg wie meine wild umherjagenden Gedanken und eine fast ins Panische kippende Unruhe.

Als sich am Morgen eine erhöhte Temperatur dazugesellt, ist mir klar, dass ich beim heutigen Blutcheck in der Praxis durchfallen werde. Mein Körper fühlt sich unendlich schwer an. Es machen sich Schmerzen in den Gelenken und Knochen bemerkbar.

Und leider gibt es diesmal keine überraschende Wende. Die Blutwerte zeigen: Die Leukozyten sind so gut wie nicht mehr vorhanden. Andreas Hausmann, sonst immer gelassen, wirkt angespannt und voller Sorge. Ich bekomme sofort eine Infusion. Währenddessen wird meine Einweisung in die Klinik organisiert.

Völlig niedergeschlagen mache ich mich auf den Heimweg. Es wird nur ein kurzer Zwischenstopp werden auf der Weiterfahrt in die Klinik.

»Oh nein!«, stöhnt Alina, als ich ihr das unerfreuliche Ergebnis meines Praxisbesuchs unterbreite.

»Oh nein!«, plappert ihr kindlich-theatralisch Okki nach – zum Glück bekommt er nicht mit, dass dem Papa wieder eine beschissene Zeit bevorsteht.

Obwohl ich keinen Hunger habe, möchte ich noch einmal mit der Familie frühstücken. Wenn ich nur die Zeit anhalten könnte. Mir graut so unfassbar vor dem Klinikaufenthalt. Natürlich weiß ich, dass es in meiner aktuellen Verfassung keine Alternative gibt. Dass die Ärzte, Schwestern und Pfleger mich wieder einmal auf Vordermann bringen werden. Aber der Geruch, das Essen, der Zugang, der gelegt werden muss, die fehlende Privatsphäre …

Es gelingt mir diesmal nicht, meinen Durchhaltewilllen zu mobilisieren. Die innere Abwehr gegen das Krankenhaus ist übermächtig. Ich heule wie ein kleines Kind, als ich meine Sachen für die Klinik packe.

Alina kann mich nicht trösten. Sie ist selbst am Ende.

## *Samstag, 17. Juni 2017*

Wie schon die Male zuvor bringen die Infusionen und Medikamente, die ich in der Klinik verabreicht bekomme, eine zügige Verbesserung meines Wohlbefindens. Es bleibt eine unumstößliche Tatsache, dass mein Leben »draußen« ungleich mehr Risiken birgt als in der Klinik. Mit diesen Gedanken kann ich mich einigermaßen gegen den Krankenhaus-Widerwillen stemmen.

Gestern Nachmittag habe ich lange mit Tyger telefoniert. Ich habe ihm versichert, dass ich auf einem guten Weg bin (was meine ungeplante Einweisung ins Krankenhaus nicht wirklich bekräftigen konnte) und die Ärzte hochzufrieden mit dem Behandlungsverlauf sind. Dann wollte ich nicht mehr über mich reden. Viel lieber wollte ich wissen, was in seinem Leben los ist. Das Zusammenleben mit seinen Großeltern in Meckenheim scheint reibungslos zu klappen. Seinen Traum vom Fußballprofi wird er wohl begraben. Aber damit hat er kein Problem. Er kann sich nun ganz auf sein Fachabitur konzentrieren. Ich bin so froh, dass es bei Tyger rundläuft.

Später ruft Oliver Mintzlaff an. Oliver ist einer meiner längsten Wegbegleiter und Freunde. Es verbinden uns viele lustige Geschichten noch aus der Zeit der Leichtathletik. Oliver hat mich trotz seiner ständig wachsenden beruflichen Verantwortung immer im Auge behalten und bietet mir nun im Namen von Red Bull finanzielle Unterstützung an. Es geht auch um berufliche Perspektiven innerhalb der Firma. Das Gespräch tut mir gut. Die existenziellen Ängste habe ich ja seit Ausbruch der Krankheit ständig im Hinterkopf.

Die Nacht ist zum Vergessen. Niedergeschlagenheit und Mutlosigkeit haben mich fest im Griff. Leider sind auch die Blutwerte kein Lichtblick. Ich bekomme Kopfschmerzen, die sich mit einem Schmerzmittel zum Glück schnell eindämmen lassen. Nächste Baustelle: Fieber über 38 Grad. Auch dagegen gibt es ein Medikament. Solange allerdings das Fieber nicht von allein sinkt, schwindet im gleichen Maß die Aussicht auf Entlassung. Die Ungewissheit lässt mich wieder zurück in das tiefe Loch plumpsen, aus dem ich mich gestern mühsam gerappelt hatte.

Dr. Tobias Haas sieht nach mir, ein Arzt, den ich zuvor schon kennengelernt habe. Es wird erneut Blut gecheckt,und ich erhalte eine Infusion mit Antibiotikum, später bekomme ich noch Blutplättchen. Der Doktor erkennt meine Niedergeschlagenheit und nimmt sich viel Zeit für mich. Er ermutigt mich, meinen Kämpfergeist zu bewahren, auch wenn es immer wieder tiefe Täler zu durchschreiten gibt.

# DER DUFT DES SOMMERS

## *Sonntag, 18. Juni 2017*

Die Nacht war trotz des Fiebers erstaunlich gut – mit deutlich weniger Wachphasen als sonst. Kraft und Konzentrationsfähigkeit sind ein Stück zurück und nähren die Hoffnung auf bessere Blutwerte.

Nun, die Zahl der Leukos ist gestiegen, allerdings geringfügig, nur eine kleine Bewegung hinter dem Komma. Meine für die Blutgerinnung so wichtigen Blutplättchen sind über Nacht wieder zwei- oder dreistellig in den Keller gesaust, und so gibt es mittags einen neuen Beutel TKs (steht für Thrombozyten-Konzentrat).

Meine Entlassung scheint in weite Ferne gerückt. Mir graut jetzt schon vor der nächsten Nacht. Ich versuche, mich mit Lesen abzulenken.

Erfolglos.

Bei der Visite haben die Ärztin und ich über den Stand meiner Krebserkrankung gesprochen und Vergleiche zu zwei weiteren Fällen von Plasmazellleukämie hier auf der Station gezogen. Beide Patienten sind vor mir mit demselben Schema behandelt worden und hatten bis zu dem Stadium, in dem ich mich gerade befinde, keine Remission erreichen können. Das heißt, es wurden noch Krebszellen im Blut nachgewiesen. Die vollständige Remission ist das erklärte Ziel vor der Stammzelltransplantation. Denn nur dann können sich die Spender-Stammzellen ganz auf ihre Aufgabe konzentrieren und ein neues, gesundes Immunsystem im Körper aufbauen –

ohne dabei zu allem Überfluss gegen verbliebene Krebszellen ankämpfen zu müssen. Ein paar verbliebene Zellen wären nicht das Ende der Welt, aber je weniger Stolpersteine das neue Blutsystem vorfindet, desto besser.

Wenn meine Untersuchungsergebnisse gut ausfallen, darf bei mir überlegt werden, ob eine weitere Chemotherapie überhaupt notwendig und sinnvoll ist. Schließlich war die nächste Runde ursprünglich zur Vorbereitung der autologen Transplantation mit meinen eigenen Stammzellen geplant. Zeitlich würde diese Hochdosis-Chemotherapie einen großen Unterschied machen, da sie mit einem zusätzlichen Klinikaufenthalt von mindestens zwölf Tagen und einer Erholungszeit von mindestens vier Wochen verbunden wäre. Erst dann würde die autogene Transplantation mit den Spender-Stammzellen stattfinden.

Die Ärzte werden sich in den nächsten Tagen noch beraten. Das hört sich wirklich hoffnungsvoll an. Auch wenn gerade wieder eine Übelkeitswelle über mich hinwegrollt, spüre ich Glück und Erleichterung.

## *Montag, 19. Juni 2017*

Die Nacht hat es eigentlich nicht gegeben. Ich konnte nicht schlafen. Ich habe versucht, meinen Kopf möglichst leer und die Augen geschlossen zu halten, aber ich konnte einfach nicht einschlafen. Und als ich dann endlich weggenickt bin, ging der frühmorgendliche Klinikbetrieb los.

In dem voll besetzten Dreibettzimmer geht es zu wie im Taubenschlag. Nichts wünsche ich mir so sehr, als heute nach Hause entlassen zu werden. Die letzte Blutprobe müsste eigentlich schon ausgewertet sein, und Fieber hatte ich in den letzten 24 Stunden auch keines …

Aber mit der Visite kommt die Ernüchterung.

»*No chance*«, bedauert der Oberarzt auf meine Frage, ob ich mit meiner Entlassung rechnen könne.

Meine Blutwerte seien leider zu schlecht. Außerdem seien in meinen Blutkulturen Erreger nachgewiesen worden, die vermutlich von der Nadel bei der Blutabnahme stammen. Ein gesundes Immunsystem putzt diese Störenfriede mit links weg. Aber mit einem gesunden Immunsystem kann ich nicht dienen. Also gibt es für mich zunächst eine Infusion mit einem Antibiotikum. Der Arzt meint, er wolle auch das Laborergebnis meines Blutes noch abwarten. Erst dann wird der weitere Therapieverlauf festgelegt.

Vor Enttäuschung brause ich innerlich auf. Der Traum, nach Hause gehen zu dürfen, zerfließt wie Eis in der Sommersonne.

Meine Hoch-Tief-Bilanz der letzten Tage fällt eindeutig zugunsten der Tiefs aus. Die Sinne registrieren die Dinge hier einfach anders, und mit »anders« meine ich eine trübere Art der Wahrnehmung.

Ich versuche, mich mit meiner Arbeit abzulenken. Ich muss noch die Details zur Erweiterung des neuen Trainingszentrums mit dem Architekten und den einziehenden Ärzten, Spezialisten und Therapeuten klären. Eine willkommene Ablenkung.

Am späten Nachmittag kommt Alina.

»Draußen ist es so schön. Komm, Timmi, machen wir einen kleinen Ausflug.«

Was für eine gute Idee. Wir schlendern durch den Park im Innenhof der Klinik. Es sind herrliche 30 Grad. Endlich ein Stück Normalität und ein kurzes Entkommen aus dem Krankheitsalltag. Es duftet nach Sommer, und die Wohltat, die damit einhergeht, kann wohl nur jemand nachempfinden, der tagelang ausschließlich Klinikluft zu riechen bekommen hat. Nach wenigen Minuten an der Seite von Alina sind meine Lebens-Akkus wieder aufgeladen.

Später verfolgen wir gemeinsam das erste Spiel der deutschen Nationalmannschaft beim Confed Cup in Sotschi gegen Australien. Erstes Spiel und 3:2 Sieg. Joshua Kimmich hat die Vorlage zum 3:1 von Leon Goretzka geleistet. Ich freue mich so für ihn und das Team.

Ich tausche Nachrichten mit meiner Familie in Meckenheim aus. Die Müdigkeit übermannt mich allmählich. Allerdings dauert es lange, bis ich endlich Schlaf finde, denn nebenan wird heftig geschnarcht.

## *Dienstag, 20. Juni 2017*

Meine Werte würden für eine Entlassung passen, trotzdem bekommt meine Vorfreude einen gewaltigen Dämpfer. Der junge Arzt, der heute die Visite macht, baut auf die Möglichkeit meiner Stammzellen-Entnahme für morgen oder übermorgen. Meine Frage, ob ich bis dahin nach Hause und auf Abruf wieder in die Klinik kommen könnte, kann er leider nicht beantworten.

Auch wenn es mir gelingt, meinen Unmut im Zaum zu halten, koche ich innerlich. Ich habe das Gefühl, es keine Minute länger in diesem Krankenzimmer aushalten zu können. Hinzu kommt, dass im Nebenzimmer ohne Unterbrechung gebohrt und gehämmert wird. Ich muss fürchten, jeden Moment verrückt zu werden, also nehme ich mein Schicksal selbst in die Hand. Ich rufe die Tagesklinik an und versuche zu klären, inwiefern meine Entlassung möglich ist. Das klappt zwar nicht, aber dafür bekomme ich von dem Arzt am Telefon ein aufschlussreiches Update über meinen Krankheitsstand: Gerade seien beim wöchentlichen Meeting die Leukämiefälle auf der Station besprochen worden, und es müssten jetzt die Ergebnisse einer speziellen Blutuntersuchung abgewartet werden. Anschließend werde sich entscheiden, ob eine weitere Chemotherapie und die Transplantation meiner eigenen Stammzellen nötig sei oder ich direkt in die Transplantation gehen könne. Es seien sogar vier Spender gefunden und angeschrieben worden, sich bereitzuhalten.

Vier Spender!!! Was für ein Glück.

Mehr als zwei Stunden später dann die Abfuhr. Die speziellen Antibiotika zur Bekämpfung der Staphylokokken können nur über eine Infusion verabreicht werden. Also kann ich auch erst nach der gelungenen Apherese, der Blutwäsche zur Gewinnung meiner eigenen Stammzellen, die Klinik verlassen. Das könnte morgen oder wohl eher am Donnerstag sein.

Ich rufe in meiner Verzweiflung meinen Doc Haus an, ob er nicht ein gutes Wort für mich einlegen könne. Leider nein, ich komme mit dem Kopf einfach nicht durch die Wand. Dann also tschüss, Sommertag mit über 30 Grad.

Ich rette mich in den Klinikpark und atme tief durch. Ja, auch hier ist die Luft gut. Ich schreibe Alina, was Sache ist. Dann führe ich ein strenges Selbstgespräch mit mir: Tim, du verhältst dich wie ein verzogenes Kind! Die Ärzte wissen schon, warum sie dich hierbehalten, nimm das nicht persönlich. Du hast schon vieles so tapfer weggesteckt, lass dich jetzt nicht von deinem Jähzorn und deiner Ungeduld runterziehen.

So, dieser Anpfiff in eigener Sache sitzt. Deutlich ruhiger gehe ich zurück in mein Zimmer, lese, schaue fern und mache kurz nach Mitternacht das Licht aus.

## *Mittwoch, 21. Juni 2017*

Der eigentliche Wecker ist der Presslufthammer der Baustelle im Zimmer unter uns um 7.30 Uhr. Die Nacht war in Ordnung. Eingeschlafen bin ich mit ruhiger Musik gegen das Schnarchen meiner Bettnachbarn.

Die Blutabnahme erfolgt recht zackig, und so bleibt Zeit, um ein neues Buch zu beginnen. Zur Visite um elf Uhr liegen meine Werte vor, und Professor Keller bespricht mit mir die weiteren Schritte. Die Apherese kann wohl noch nicht erfolgen. Ziel ist somit der morgige Donnerstag, der sehr wahrscheinlich ist. Selbst wenn die Stammzellengewinnung dann nicht möglich ist, werde ich zumindest entlassen. Die nächsten Versuche würden Freitag oder gegebenenfalls Montag erfolgen, beide Termine wie ursprünglich geplant dann ambulant.

Endlich eine Planung.

Jetzt kommen gleich Alina und Okki. Wir wollen zum Spielplatz am Maximilianeum gehen. Ich platze fast vor Vorfreude. Eine halbe Stunde bevor sie eintreffen, gehe ich nach unten und blockiere einen Parkplatz für das Auto. Als sie endlich um die Kurve kommen, hüpfe ich vor Glück wie ein kleines Kind. Ich kann nicht abwarten, bis Alina eingeparkt hat, und hole Okki aus seinem Kindersitz. Auch er zappelt vor Freude und strahlt mich an. Mir laufen ungebremst die Tränen übers Gesicht. Endlich habe ich Okki fest im Arm. Ein bewegender Moment.

Wir verbringen gemeinsam einen herrlichen Nachmittag auf dem Spielplatz. Der schützende Verband um meine Nadel im Unterarm stört und bremst mich nicht. Alina brachte einen gut gefüllten Picknickkorb mit und Okki einen Ball, er will mir gleich mit seinen Dribbelkünsten imponieren. Dabei stolpert er und schlägt mit dem Gesicht so heftig auf dem Rasen auf, dass er sich an der Oberlippe verletzt und blutet. Mein Kleiner, das fehlte jetzt noch! Aber er ist wie immer tapfer, und nach einer kleinen Verarztung können wir weiterspielen.

Erst um 19 Uhr bin ich wieder in meinem Zimmer. Beseelt und voller Zufriedenheit klingt der Tag aus. Für Okki geht es heute noch aufregend weiter, denn Oma Brigitte kommt endlich aus Alaska zurück. Sie sitzt bereits im Zug aus Frankfurt, Alina und Okki werden sie in zwei Stunden vom Hauptbahnhof abholen.

## *Donnerstag, 22. Juni 2017*

Nach einer unruhigen Nacht, in der meine beiden Zimmernachbarn die Schwestern oft in Anspruch genommen haben, ist mir gerade erneut Blut abgenommen worden. Da ich die Klinik heute, komme, was wolle, verlassen, werde, bin ich gelassen. Zu Hause wird es sehr entspannt sein, weil uns Brigitte mit der Betreuung des Kleinen und im Haushalt unter die Arme greifen kann.

Hier bleibt der Lärm der Baustelle als Begleiter an einem weiteren heißen Sommertag. Die Visite bringt dann Klarheit: Es sind nicht ausreichend Stammzellen in meinem Blut, sodass die Apherese weder heute noch morgen erfolgen kann. Ich kann nach Hause und die weiteren Termine im Tumortherapiezentrum (TTZ) oder in der Tagesklinik wahrnehmen. Der erste Kontrolltermin steht schon morgen an.

Die restliche Zeit nutze ich für die Planung des FT-Clubs. Ich muss ein weiteres Gespräch mit dem Architekten führen, da wir noch ein paar Details ändern wollen. Ich will, solange es geht, Teil des Ganzen sein und das Zepter nicht einmal vorübergehend abgeben.

Dann beginnt wie immer die Warterei auf den Entlassungsbrief. Das nervt einfach. Mit der Aushändigung des Briefes erhalte ich auch das Ergebnis der Immunfixation, also der speziellen Analyse meines Blutes, bei der mögliche verbliebene Krebszellen nachgewiesen werden können. In meinem Fall sind es zwei Typen von Krebszellen, die auf dem Tumormarker angezeigt wurden: einer davon mit dem Namen lgA. Laut dem Ärztebrief wurden bei Diagnosestellung Anfang März 9180 mg/dl (Milligramm pro Deziliter) festgestellt. Nach den Chemotherapien sind davon noch 79 ml/dz übrig. Von der zweiten Art, LK Kappa, waren es zu Beginn 682, jetzt ist sie überhaupt nicht mehr nachweisbar.

Immer noch steht die autologe Transplantation im Raum. Denn um die bestmögliche Remission zu erzielen, also möglichst keine nachweisbaren Krebszellen mehr im Blut zu haben, sieht das etablierte Konzept vor, zunächst eine autologe Stammzelltransplantation (SCT) mit meinen Stammzellen zu machen und dann eine allogene SCT anzuschließen. Ob wir bei diesem Fahrplan bleiben können, wird davon abhängen, ob und in welchem Umfang ich eigene Stammzellen zu produzieren in der Lage bin.

Der weitere Weg steht also doch noch nicht fest. Falls am morgigen Freitag ein deutlicher Trend der Stammzellen nach oben zu erkennen ist, werde ich Sonntagnachmittag in die Klinik kommen und über Nacht dort bleiben. Ich werde dann eine Spritze verabreicht bekommen, die die Anzahl meiner Stammzellen im Blut verdoppeln würde. Ich weiß nicht, wie die Maßeinheit heißt, nur dass ich für autologe SCT mindestens 50 brauche. Die Anwendung der Verdoppelungsspritze würde damit frühestens bei 20 sinnvoll sein. Wie ich bei der Visite erfahren habe, stehe ich heute bei zwei. Oje, da ist noch viel Luft nach oben.

Alina holt mich ab. Ihr schönes buntes Sommerkleid ist ein so wunderbarer Kontrast zur Klinik-Einheitsmode.

»Jetzt aber schnell nach Hause, Timmi. Du wirst schon sehnsüchtigst erwartet!«

Endlich bin ich wieder bei meiner Familie. Wir feiern das Wiedersehen mit Brigitte. Es gibt viel zu erzählen von Chris' Söhnen, Schwiegertöchtern und Enkeln in Alaska. Später facetimen wir mit Chris, der mit seinem neuen Knie schon wieder einigermaßen mobil ist und Brigitte entbehren kann. Sie bleibt bis zum Wochenende bei uns, dann fahren wir zusammen nach Kössen. Es ist ein toller Tag. Der Kopf stellt sich vom Krankenhaus-Modus wieder auf den Zuhause-Modus um und lädt neue Bilder ins Gedächtnis.

Am Abend gucke ich das nächste Spiel der Nationalmannschaft beim Confed Cup. Das Spiel gegen Chile ist interessant und geht mit 1:1 aus. Das Mitfiebern mit Joshua tut gut – unsere Freundschaft und die regelmäßigen Treffen haben mir in den letzten Wochen über so manches Tief hinweggeholfen.

## *Freitag, 23. Juni 2017*

Viel Zeit für ein ruhiges Frühstück bleibt nicht. Um 9.30 Uhr steht ein Gespräch bei Professor Peschel an, verbunden mit einer weiteren Blutkontrolle. Das Ergebnis: Die Zahl meiner Stammzellen ist nur minimal angestiegen – von zwei auf drei. Damit ist klar, dass es mit der Produktion von eigenen Stammzellen irgendwie nicht klappen will. Die geplante Infiltration, die

die Stammzellen-Produktion mobilisieren soll, macht also keinen Sinn und damit wird auch der Klinikaufenthalt von Sonntag auf Montag hinfällig.

Das ist der erfreuliche Aspekt der ganzen Geschichte.

Grundsätzlich ist Professor Peschel mit der Stammzellen-Nichtproduktion aber alles andere als glücklich. Der Therapieplan muss nun dieser Situation angepasst werden. Wie es aussieht, gehe ich nun direkt in die autogene Transplantation mit Spenderzellen.

»Das ist kein Grund zur Beunruhigung, Herr Lobinger«, versichert mir der Professor. »Denn die Menge an vorhandenen Krebszellen hat sich durch die bisherigen Therapien enorm verringert. Ihre Chancen auf vollständige Heilung werden durch den geänderten Fahrplan nicht geschmälert. Das Risiko eines Rückfalls besteht bedauerlicherweise immer.«

Ich bin bei diesem aufklärenden Gespräch sehr ruhig. Mein Vertrauen in die Kunst des gesamten Teams ist groß, und ich schätze die Offenheit.

Wie genau es jetzt weitergeht, wird sich kommenden Montag nach der nächsten Blutkontrolle zeigen. Ich frage nach, ob sich meine unverändert niedrigen Thrombozyten-Werte über das Wochenende zu einem Problem entwickeln könnten. Professor Peschel meint, ich müsse die Anzeichen einer schlechten Blutgerinnung im Auge behalten, etwa Nasenbluten oder rötlich gefärbten Urin.

Mit den neuen Infos geht es mit der Vespa wieder nach Hause.

Den ganzen Nachmittag leide ich unter ständigem Schwindel, beim Bücken und Aufstehen wird mir schwarz vor den Augen. Ich überlege, ob das nicht vom fortwährenden In-mich-Hineinhorchen kommt. Als ich beim Schnäuzen ein wenig Blut im Taschentuch entdecke, wird mir doch mulmig. Ich rufe Andreas Hausmann an. Er verspricht mir, mit der Klinik zu sprechen. Möglicherweise muss ich mich am Wochenende für eine Blutplättchen-Infusion bereithalten.

Mist, denke ich. Das macht jetzt meine Wochenendpläne in Kössen zunichte. Ich habe mich doch so auf meinen Ausflug nach Tirol gefreut.

Der kleine Tapetenwechsel hätte mir so gutgetan. Ich überlege hin und her und beschließe, dass ich im Notfall innerhalb von eineinhalb Stunden zurück in München sein könnte. Ich will mir diese Freude einfach nicht nehmen lassen.

Eine Stunde später bin ich mit Brigitte und Okki auf der A8 unterwegs in Richtung Tirol. Ich fühle mich wie in einem Roadmovie. Endlich wieder raus aus der Stadt und hinein in die Tiroler Berge. Alina bleibt in München, um sich einmal in Ruhe ihren Dingen widmen zu können. Mein Krebs hat auch sie komplett vereinnahmt. Das Wochenende ohne Cancer-Boy Tim und ohne Wirbelwind Okki wird sie entspannen.

Schön, wieder in Kössen zu sein. Okki holt als Erstes sein Polizei-Bobbycar unter der Kachelofenbank hervor und saust mit lautem »Brummbrumm« durchs Haus und auf die Terrasse. Ich mache den Gasgrill fertig, Brigitte besorgt Fleisch und Würstel.

Bis zum Einbruch der Dunkelheit sitze ich auf der Terrasse, den Blick auf den Wilden Kaiser gezoomt. Es tut mir einfach gut.

## *Samstag, 24. Juni 2017*

Wir wollen gleich nach dem Frühstück zum Walchsee aufbrechen, der nur ein paar Autominuten von Kössen entfernt ist. Die Tasche für den See ist gepackt. Da kommt die Nachricht aus dem Krankenhaus, dass ich um die Mittagszeit ins Klinikum zur Verabreichung des Thrombozyten-Konzentrats kommen könne.

Das ist nicht euer Ernst! Obwohl mich das schlechte Gewissen plagt, entscheide ich mich für den See und gegen die Klinikfahrt. Zumal sich mein Körper heute sehr gut anfühlt. Kein Schwindel, kein Nasenbluten, kein Schwarz vor den Augen. Ich rufe in der Klinik an, dass ich in sehr guter Verfassung bin und bis Montag ohne frische Blutplättchen über die Runden komme. Dann geht es zum Walchsee, einen wunderschönen, fast kreisrunden Bergsee am Fuße des Zahmer-Kaiser-Massivs. Das Wasser hat herrliche 22 Grad. Okki ist nur schwer herauszubekommen. Das Wasser, die Sonne auf der Haut und die frische Bergluft tun gut.

Es kann durchaus sein, dass sich die anderen Badegäste über diese baumlange, zaundürre, bleiche und haarlose Gestalt wundern. Aber das ist mir egal. Okki kriegt ein Eis und streckt es einer Entenmutter hin, die mit ihren Küken über unser Badetuch watschelt.

Als wir wieder im Haus sind, ruft mich Fee an. Sie ist in der Nacht die Treppe hinabgestürzt und war in der Notaufnahme. Obwohl sie auf den Füßen gelandet ist, hat sie sich so unglücklich an der Wand abgestützt und geprellt, dass im Röntgenbild Brüche in der Schulter, im Schlüsselbein und im Handgelenk zu sehen sind. Zum Glück geht es ohne OP. Meine arme Tochter! Jetzt muss sie eine Schiene tragen und starke Schmerzmittel nehmen.

Ich lenke mich den restlichen Tag mit Gartenarbeit ab und spiele mit Okki. Da ich mich besser als am Vortag fühle, lasse ich das Thema Klinikum fallen und entscheide mich für eine weitere Nacht in Kössen. Auch wenn mein Pflichtbewusstsein ein wenig aufjault, fühle ich mich mit der Entscheidung wohl.

## *Sonntag, 25. Juni 2017*

Der erste Regen seit längerer Zeit. Die Luft kühlt ein wenig ab, und Okki und ich spielen im Haus. Mein Handy bleibt unbeobachtet. Erst als wir die Sachen am späten Vormittag für die Rückfahrt nach München gepackt haben, sehe ich, dass die Klinik schon mehrfach angerufen hat. Ich atme kurz durch und verdränge den Anblick. Der Professor hat gesagt, es passt, dann wird es schon passen.

So fahren wir drei zurück nach München. Am Nachmittag trainiere ich gemeinsam mit Sebastian im Kraftraum im Keller. Endlich kann ich wieder etwas für meine Fitness tun und mit ihm mitarbeiten. Ich will wieder möglichst geregelt trainieren, wenn mein Körper und die Therapie dies zulassen. Die Schulter benötigt spezifisches Krafttraining, um die Auswirkungen des Myeloms zu beseitigen. Die Schulter soll ja wieder voll einsatzfähig werden und genauso funktionieren wie die andere Seite.

Ich schaue auch das letzte Gruppenspiel der Nationalmannschaft im Confed Cup und freue mich über den Einzug ins Halbfinale. Das 3:1 gegen Kamerun ist unterhaltsam. Und Joshua feiert in den letzten Minuten des Spiels sogar seine Premiere als Mannschaftskapitän.

## *Montag, 26. Juni 2017*

Rauf auf die Vespa und zur Blutkontrolle im TTZ. So richtig gut läuft die Fahrt durch den Berufsverkehr nicht, aber bei Sonnenschein und nach dem vergangenen Wochenende hetzt und ärgert mich nichts.

Das Ergebnis der Blutkontrolle überrascht mich nicht. Die Stammzellen sind deutlich zu wenig (zwei) und so ergibt sich der weitere Weg. Keine erneute Chemotherapie und als nächster Schritt die Transplantation. Vermutlich Ende Juli. Dazwischen ist kein weiterer Aufenthalt in der Klinik geplant. Und die Thrombozyten sind über das Wochenende gestiegen. Mein Körpergefühl hat gestimmt, also bin ich auch kein Risiko eingegangen, weil ich nicht in die Klinik gefahren bin.

Mit einer gewissen Erleichterung gehe ich mit dieser Information in den restlichen Tag. Ich treffe meinen langjährigen Freund und ehemaligen Wettkampf-Manager in einem Café. Robert Wagner kommt gerade aus den Staaten und macht in München einen Zwischenstopp auf seiner Heimreise nach Österreich. Wir haben uns viel zu erzählen. Und wir lachen viel, auch über die alten Tage. Es ist ein wenig so, als ob die Zeit stehen geblieben wäre. Robert hat mich fast 20 Jahre meiner Karriere begleitet. Wir haben gemeinsam sehr viel erlebt und alle Höhen und Tiefen eines Sportlerlebens miteinander bestritten. Solche Freundschaften sind gewissermaßen für die Ewigkeit.

Nach unserem Treffen fahre ich voller Energie nach Hause. Dort starte ich direkt im Kraftraum durch und trainiere mit etwas Muskelkater vom Vortag eine weitere Einheit. Ich will die Tage bis zur Transplantation nutzen und möglichst fit in die nächste Runde gehen. Den restlichen Tag verbringe ich mit Büroarbeit für die Krankenkasse. Die Rechnungen stapeln sich mittlerweile.

Ich rufe Fee an. Ihr Zustand hat sich glücklicherweise nicht verschlechtert, eine OP steht tatsächlich nicht im Raum. Aber die Schmerzen sind heftig, und sie muss sich darauf einstellen, dass es längere Zeit dauern wird, bis sie wieder auf dem Damm ist.

## *Dienstag, 27. Juni 2017*

Heute feiert Uropa Willi seinen 91. Geburtstag. Der Wettergott ist auf seiner Seite, und so kann die geplante Feier auf der Terrasse und im Garten stattfinden, sodass auch der neue Pavillon zum Einsatz kommt.

Uroma und Uropa haben eine Art *open house* geplant. Ab elf Uhr steht der Kessel mit den Weißwürsten und frischen Brezen bereit, später gibt es Kaffee und Kuchen, abends wird gegrillt.

Okki kann es nicht erwarten, dem Uropa sein Geschenk zu überreichen, also radeln wir noch vor dem Mittagsschlaf rüber. Einige Nachbarn sind schon zum Gratulieren da. Alles dreht sich um den entzückenden Urenkel – und natürlich um den Jubilar, vor dessen hervorragender Konstitution alle den Hut ziehen.

Als im Laufe des Tages immer mehr Leute eintreffen, mache ich mich wieder auf den Heimweg. Auch wenn alles im Freien stattfindet – viele Menschen an einem Ort bedeuten ein zu hohes Infektionsrisiko für mich.

# DER COUNTDOWN LÄUFT

## *Montag, 3. Juli 2017*

In der Nacht schlafe ich ohne Beschwerden, aber dennoch unruhig. Meine Nervosität hat einen guten Grund: Am späten Vormittag soll das Gespräch mit der verantwortlichen Transplantationsärztin stattfinden. Es geht um das, was bei diesem Eingriff und der anschließenden Isolation auf mich und meine Angehörigen zukommen wird.

Alina will und soll natürlich mit. Da weder Alinas Mutter noch ihre Tante Zeit haben, buchen wir unsere Babysitterin Sandra. Wir verabreden uns mit Sandra vor dem Haupteingang des Klinikums und übergeben ihr Okki. Die beiden wollen sich die Zeit auf dem Spielplatz unweit des Klinikums vertreiben.

Als wir Okki zwei Stunden später wieder in Empfang nehmen, sind Alina und ich erfüllt von Glück und Erleichterung. Das Gespräch mit der leitenden Transplantationsärztin Mareike Verbeek war so positiv und voller Zuversicht, dass ich beim Zuhören manchmal dachte, ich kann das alles nur träumen. Die Highlights: Der Spender, der für mich gefunden wurde, »matcht« zu 100 Prozent. Von den zehn Übereinstimmungsparametern erfüllt dieser wunderbare Unbekannte jeden einzelnen. Die Ärztin bestätigt, was ich zuvor schon erfahren habe, dass es sich um einen jüngeren Mann handelt. Anders als bei Guido Westerwelle, dessen erster in Frage kommender Spender im letzten Moment aus unbekannten Gründen abgesprungen ist, hat mein Spender wohl schon seine Spendenbereitschaft bestätigt.

Natürlich überkommt mich das Bedürfnis, mit »meinem Retter« Kontakt aufzunehmen. Aber das darf ich frühestens in zwei Jahren. Allerdings darf ich ihm schreiben, ohne jedoch meine Identität zu verraten. Diese Regelung wurde getroffen, um den Spender, der sich ja uneigennützig zu dieser lebensrettenden Hilfsbereitschaft entschlossen hat, nicht unnötig in die Pflicht zu nehmen. Er soll sich nicht verantwortlich dafür fühlen, wenn die Transplantation bei »seinem« Patienten nicht anschlägt. Daher gilt die strikte Anonymität.

Der Fahrplan sieht aktuell nun folgendermaßen aus: Am 26. Juli werde ich mich in die Klinik begeben, wo ich mit der Konditionierungsbehandlung auf die Transplantation vorbereitet werde. Sie umfasst eine fünftägige Chemotherapie, zudem bekomme ich Medikamente, die das körpereigene Immunsystem drastisch herunterfahren. Vorbeugend gegen Infektionen durch Bakterien, Pilze oder Viren gibt es verschiedene Antibiotika und Medikamente zum Schutz der Organsysteme. Um die Nieren beim Ausscheiden der Abfallprodukte zu unterstützen, die durch die Zellzerstörung entstehen, bekomme ich große Mengen an Infusionslösungen zugeführt, bis zu sechs Liter pro Tag. Schönen Gruß vorab an die Toilette.

Etwa eine Woche später erfolgt dann der alles entscheidende Teil des gesamten Therapie-Marathons: die Stammzelltransplantation. Bis zu diesem Tag muss mein eigenes Immunsystem auf fast null heruntergedrosselt werden, um dem neuen, gesunden Spender-Immunsystem Platz zu machen.

Der Eingriff selbst wird nicht einmal eine Stunde dauern und läuft vom Prozedere her ähnlich ab wie die Transfusion einer Blutkonserve.

Über den Unterhaltungswert der vier- bis sechswöchigen Isolation macht mir Frau Verbeek keine Illusionen. Mein Körper werde auf das neue Immunsystem möglicherweise mit Schüttelfrost oder Fieber reagieren, was aber offenbar keine wirkliche Gefahr darstellt. Da ich unter permanenter ärztlicher Beobachtung stehe, würden mir bei Auftreten der Symptome umgehend Medikamente verabreicht. Wie ich schon weiß, werde ich in dieser Zeit extrem anfällig für Infektionen sein. Meine Besucher müssten deshalb Schutzkleidung tragen und ihre Hände gründlich desinfizieren. Auch ich werde meine Hände, die nun einmal die Hauptüberträger für Keime sind, fortwährend desinfizieren müssen.

Egal jedoch, wie gewissenhaft die äußeren Vorsichtsmaßnahmen auch immer durchgeführt werden – Infektionen entstehen hauptsächlich durch körpereigene Keime, die sich im Magen-Darm-Trakt oder auf der Haut befinden. Und diese Gefahr soll wiederum mit vorbeugenden Medikamenten in Schach gehalten werden.

Trotzdem kann in dieser Phase das Fieber ansteigen, häufig das erste Zeichen für eine Infektion. Um die Ausbreitung zu verhindern, wird in einem solchen Fall umgehend mit einer Antibiotikatherapie begonnen. Dann werden verschiedene Untersuchungen angestellt, die Lunge wird geröntgt, die Organe werden im Ultraschall gecheckt, um der Ursache des Fiebers auf die Spur zu kommen.

Uff, das klingt nach einem hochsportlichen Fahrplan.

Frau Dr. Verbeek vermittelt Alina und mir jedoch das beruhigende Gefühl, dass die Mediziner auf alle Eventualitäten bestens vorbereitet sind und auf alles, was mir in dieser Zeit widerfahren könnte, die richtige Antwort haben.

Vor allem für die Psyche allerdings wird die Behandlung eine harte Probe werden. Okki wird mich wohl nicht sehen dürfen. Er mag ja nicht einmal sein Lätzchen beim Essen anbehalten, da würde das mit dem Mundschutz kaum funktionieren. Und bei Papa zu sein, ohne ihn berühren und umarmen zu dürfen, das würde ihn sicher stark verunsichern.

Das wird hart, aber da muss ich durch. Vielleicht gelingt es mir, eine Strategie zu entwickeln, die mich diese Zeit auf der Isolierstation besser durchstehen lässt. Was Frau Verbeek wiederholt betont hat: Die Art und Weise, wie mein Körper bisher auf die Therapie angesprochen hat, ist so überraschend positiv, dass meine Heilungschancen immer besser stehen.

Natürlich muss uns die Ärztin auch darüber aufklären, dass ich in dieser Zeit sterben könnte und welche Maßnahmen in diesem Fall von den Angehörigen eingeleitet werden müssten. Aber die erfreulichen Aussagen über meinen bisherigen Krankheits- beziehungsweise Heilungsverlauf lassen den Todesfall hypothetisch erscheinen, und Alina und ich lassen uns nicht erschrecken.

Als wir nach Hause kommen, sind Brigitte und Traudl schon da und empfangen uns euphorisch. Mit großer Freude berichten wir von dem Gespräch mit der Ärztin, und ich merke beim Erzählen, dass ich zum ersten Mal seit der Diagnose vor – auf den Tag genau – vier Monaten so richtig gelöst bin. Frei von bangen Ängsten. Frei von der Sorge, dass Okki ohne seinen Papa aufwachsen muss. Frei von der Befürchtung, dass ich die Krankheit selbst verschuldet haben könnte. Auch hier hat mir Frau Verbeek mehrfach versichert, dass dies nicht der Fall ist.

Ich lege die 25-seitige *Informationsbroschüre für Patienten und Angehörige über die allogene Knochenmarktransplantation und Stammzelltransplantation* auf den Tisch, die mir Frau Dr. Verbeek ausgehändigt hat. Ich will gar nicht so unbedingt lesen, was nun genau auf mich zukommt, und lasse das Heft erst einmal links liegen. Ich werde mich noch früh genug darauf einlassen müssen.

Jetzt freue ich mich erst einmal auf die Lachsnudeln, eine Spezialität von Brigitte und eine meiner Lieblingsspeisen. Ich esse zwei Teller Nudeln, danach bin ich pappsatt, müde und rundherum erlöst.

Vor dem Schlafengehen lese ich noch die »Einwilligung eines Patienten zur allogenen Blutstammzelltransplantation«, die ich vor dem Verlassen der Klinik unterschrieben und ausgehändigt bekommen habe.

1. Ich bin mit der Hochdosistherapie und der Stammzelltransplantation einverstanden.

2. Ich bin damit einverstanden, falls es notwendig ist, Blutprodukte zu erhalten, damit Schäden durch die Stammzelltransplantation vermieden werden.

3. Ich bin damit einverstanden, evtl. humane Wachstumsfaktoren zu erhalten, die die Blutbildung nach der Stammzelltransplantation beschleunigen.

4. Ich habe verstanden, dass es nach der vorbereitenden (»Hochdosis«-) Therapie zur Stammzelltransplantation zu einer nicht nur vorübergehenden Unterdrückung der Blutbildung kommt.

5. Über die häufigen und allgemeinen Nebenwirkungen der Stammzelltransplantation, insbesondere Infektgefährdung, Blutung, Blutarmut, Schleimhautschäden, vorübergehenden Haarverlust, Übelkeit und Erbrechen, wurde ich ausreichend aufgeklärt. Auch auf die möglichen Spätfolgen wurde hingewiesen, z. B. chronische GvHD, Virusreaktivierungen, Zweitneoplasien, hormonelle Störungen.

6. Ich weiß, dass es für den Erfolg der Therapie keine Garantie gibt und die Erkrankung trotz bester möglicher Behandlung eventuell wieder auftauchen kann. In seltenen Fällen kann es zu einem Transplantatversagen kommen.

7. Ich bin darüber aufgeklärt worden, dass ich an der Therapie oder deren Folgen versterben kann.

Und so weiter. Ich merke, wie abgeklärt ich geworden bin. Zu Beginn der Behandlung haben mich Gedanken oder Hinweise bezüglich eines möglichen tödlichen Ausgangs ziemlich verstört. Mittlerweile bin ich an die Sterbe-Passagen in den Aufklärungsgesprächen und den schriftlichen Ausführungen so gewöhnt, dass sie mir nicht mehr unter die Haut gehen. Längst habe ich akzeptiert, dass ich eine äußerst lebensbedrohende Krankheit habe. Und bei allen guten Zwischenzeugnissen, die mir die Ärzte ausstellen, weiß ich, dass es noch keine Hinweise dafür gibt, dass ich diesen verdammten Krebs tatsächlich werde besiegen können.

Aber ich werde weiter kämpfen. Ich habe in meiner Zeit als Leichtathlet stets bis zum Umfallen trainiert, bin immer an die Grenzen des Möglichen gegangen und darüber hinaus. Genau so werde ich im Kampf gegen den Krebs verfahren. Er wird mich nicht straucheln sehen.

Und wenn er mich doch kriegt? Immerhin muss ich mir dann nicht nachsagen lassen, ich hätte mich nicht zur Wehr gesetzt.

## *Dienstag, 4. Juli 2017*

Heute hat Traudl Geburtstag, und wie in der Woche zuvor wird im Garten der Urgroßeltern gefeiert. Fee und ihr Freund sind gerade zu Besuch, und so treten die Lobingers mit einer beeindruckenden Delegation an.

»Papa, du glaubst gar nicht, wie erleichtert ich bin, dass es dir so gut geht«, gesteht mir Fee später, als wir wieder zu Hause sind.

Sie erzählt mir von ihren Ängsten und den vielen schweren Gedanken, die ihr Leben manchmal verdüstern. Sie weiß mittlerweile, dass ich über meine Krebskrankheit ein Tagebuch führe. Ich rege an, dass sie ihre Gedanken für das Buch niederschreibt. Es wäre womöglich nicht nur für mich interessant, wie sich meine Situation aus ihrer Sicht darstellt.

Sie verspricht, sich dazu etwas zu überlegen.

# EIN BRIEF AN DEN KREBS

## VON FEE LOBINGER

Das erste Mal von dir gehört habe ich während meiner Schulzeit. Da hast du zum wiederholten Mal die Familie einer Freundin heimgesucht. Ich habe sie stets getröstet und war für sie da. Aber ich denke, wirklich verstanden habe ich damals nicht, wer du bist. Damit meine ich nicht die medizinischen Dinge, die man über dich wissen muss und die ich vermutlich mein ganzes Leben nicht verstehen werde. Ich meine den Schmerz, den du nicht nur deinem jeweiligen Opfer, sondern der gesamten Familie bringst.

Zwischen dem Abitur und meinem Studium habe ich auf einer Krebsstation Freiwilligenarbeit geleistet. Regelmäßig habe ich Kuchen gebacken für die Patienten und Besucher, um ein bisschen Freude an diesen trostlosen Ort zu bringen. Ich war einfach nur da, um denjenigen zuzuhören, die noch Kraft hatten, etwas zu erzählen. Stundenlang habe ich Bücher vorgelesen. Ich habe mit den Menschen gelitten, deren Leben du Stück für Stück auslöschen wolltest.

Damals war ich in der Lage, das Leid abzustreifen, nach Hause zu fahren, zu lachen und glücklich zu sein. Denn noch habe ich nicht wirklich geahnt, was du anrichtest.

Dann kam der 4. März 2017.

Der Moment, an dem ich von Papas Diagnose erfahren habe, ist einer dieser Momente, die gern beschrieben werden mit: »In diesem Augenblick ist die Welt stehen geblieben.«

In meinem Fall trifft die Formulierung nicht ganz zu. Nicht die Welt bleibt stehen. Im Grunde genommen ist es verflucht egal, was in einem solchen Moment mit dem Rest der Welt passiert. Es ist irgendetwas in einem drin, das stehen bleibt. Da ist das Herz, das aussetzt. Da ist das Gehirn, das an nichts anderes mehr denken kann und auf einmal vergisst, was es zu tun hat. Da sind die Tränen, die laufen, ohne dass man es kontrollieren kann. Und da ist dieses Gefühl, taub und gelähmt zu sein. Schreien zu wollen und keinen Ton herauszubekommen. Darüber reden zu wollen und mit niemandem reden zu können.

Dieser Gefühlswirrwarr wird mich noch einige Zeit verfolgen, dachte ich.

Und dann haben die Emotionen ausgesetzt und ich habe angefangen zu funktionieren.

Ich muss zu Tyger, meinem jüngeren Bruder.

Ich muss zu Oma und Opa.

Ich muss meine Mama anrufen und ihr davon erzählen.

Mamas Partner hat Mama und mich Richtung Meckenheim gefahren, wir waren beide nicht in der Lage, uns selbst ans Steuer zu setzen. Unterwegs hing jeder seinen eigenen Gedanken nach, gesprochen wurde kaum ein Wort.

Tankstelle, schnell tanken.

Mama war so in ihre Gedanken vertieft, dass sie gestolpert und gefallen ist. Dabei hat sie sich beide Ellenbogen gebrochen. Sie braucht doch die Arme, um uns zu halten und uns zu trösten.

Da ist mir bewusst geworden, wie weit deine Flügel reichen. Entscheidest du dich dafür, dich im Körper einer Person breitzumachen, ist es nicht nur diese eine Person, deren Leben du in Trümmer legst.

Als wir bei Oma und Opa angekommen sind und ich in ihre traurigen Gesichter geblickt habe, war für mich klar: Ich darf nicht weinen. Jeder ist gerade in seiner eigenen emotionalen Baustelle gefangen. Wenn ich jetzt weine, ist keinem geholfen.

Im Nachhinein ein total blöder Gedanke, aber damals hat es sich richtig angefühlt. Offen gesagt, reden meine Großeltern genauso wie mein Vater nicht gut und auch nicht gern über ihre Gefühle.

Oma, Opa, Tyger, Babett und ich saßen im Wohnzimmer und haben unseren Kummer im Stillen geteilt. Heute ist mir bewusst, dass wir damals schon angefangen haben, dir in den Hintern zu treten. Schon in diesem Moment haben wir zusammen dagesessen, und jeder konnte die Gefühle des anderen nachvollziehen. Es hat uns stärker gemacht. Dieser Tag mit meiner Familie hat uns stärker gemacht, um an Papas Seite gegen dich zu kämpfen.

Dieses Gefühl von Zusammenhalt kannst du uns nicht nehmen.

Niemals.

Mein größtes Problem war die räumliche Distanz zwischen uns allen. Papa, Alina und Okkert in München. Oma, Opa und Tyger in Meckenheim und ich in Düsseldorf. Das sind keine unüberwindbaren Entfernungen. Aber ein Besuch in München muss immer geplant werden. Man muss nach Flügen suchen, nach Zügen gucken, Stauberichte hören. Diese Distanz hat für mich das Gefühl der Ohnmacht noch verstärkt. Nichts tun zu können. So hilflos und nutzlos zu sein. So gern hätte ich mehr geholfen, mehr getan, ich wäre so gern mehr für Papa, Alina und Okkert da gewesen.

Und dann wurde die Krankheit Mitte Mai öffentlich. Gerade hatte ich angefangen, nach vorn zu schauen und mich auf Papas Kampf gegen dich zu konzentrieren – und dann wurden alle Wunden wieder aufgerissen. Sicher bin ich auf der einen Seite sehr dankbar für all die Aufmerksamkeit und den Zuspruch, die mein Vater erfahren hat. Auf der anderen Seite hat all diese Aufmerksamkeit mir das Recht genommen, mit der Leukämie so umzugehen, wie ICH es will. Es den Leuten zu erzählen, von denen ICH will, dass sie es wissen.

Weißt du, wie es sich anfühlt, bei der Arbeit alle hinter deinem Rücken tuscheln zu hören?

Weißt du, wie es sich anfühlt, nicht mehr rausgehen zu können weil man Angst vor den Zeitungsständern hat?

Weißt du, wie es sich anfühlt, kein Radio mehr hören zu können, wegen der Angst vor den Berichten?

Wie es sich anfühlt, nicht mehr auf das Handy sehen zu können, weil alle paar Minuten irgendein längst vergessener »Freund« meint, seinen Senf dazugeben und eine SMS schicken zu müssen, in der Dinge stehen wie »Alles wird schon wieder gut« oder »Gott wird euch beistehen«? Wie es sich anfühlt, ständig Angst davor zu haben, angehustet zu werden, weil das vielleicht den nächsten Besuch bei deinem Vater unmöglich macht? Wie es sich anfühlt, nicht mehr auf Partys gehen zu können? Denn wenn man gerade einmal eine Sekunde nicht an dich denkt, kommt garantiert jemand vorbei und legt einem mitleidig die Hand auf die Schulter.

Ich war ab sofort die, deren Vater Krebs hat. All das habe ich aber verdrängt und in mich hineingefressen, denn in diesem Jahr ging es nicht um mich und meine Befindlichkeiten, sondern um Papa und darum, was ihm guttut. Trotz meiner intensiven Zeit auf der Krebsstation, in der ich wirklich viele krebskranke Menschen gesehen habe, war ich auf eines nicht vorbereitet: meinen Vater so krank zu sehen.

In den 22 Jahren meines Lebens habe ich meinen Vater kaum weinen gesehen. Kein einziges Mal habe ich ihn krank erlebt. Seine stahlblauen Augen waren niemals glasig, seine Wangen nie von Fieber gerötet, und seine große Stirn war nie in Falten gelegt, weil er Kopfschmerzen hatte.

Mein Vater ist für mich der Inbegriff eines Mannes. Er ist ein hitziger Dickkopf mit eisernem Willen. Er kann, wie schon gesagt, nicht gut über Gefühle sprechen, gleichzeitig ist er der witzigste Mensch, den ich kenne. Er ist ehrgeizig und ein Kämpfer. Während andere Familien am Frühstückstisch vielleicht über das Wetter reden oder die Zeitung lesen, ging es bei uns immer ums Gewinnen und den Weg dahin. Trainieren und noch mal trainieren. Aufgeben, faul sein und mal eine Einheit sausen lassen – das stand nie zur Debatte.

Meinen Vater, für den meine Freundinnen (und deren Mütter) heimlich geschwärmt haben, der mehr Sixpack hatte als jeder andere Mann, meinen Vater so zu sehen … das werde ich nie vergessen. Die Haare ausgefallen, die sonst leicht gebräunte Haut aschfahl und so dünn!

Von diesem Moment an war klar, es ist nicht nur ein schrecklicher Albtraum, es ist kein makabrer Scherz, es ist nicht nur ein Hirngespinst von mir, sondern mein Vater ist wirklich krank.

Du hast meinen Vater krank gemacht.

Wieder habe ich mir vorgenommen, nicht zu weinen, stark zu sein – für ihn. So wie er und meine Mutter all die Jahre stark für mich waren. Wenn er mich weinen sehen würde, dachte ich, wird er nur noch trauriger und macht sich Sorgen um mich. Verschwendet Kraft und Gedanken an mein Wohlbefinden. Dabei soll er doch all seine Kraft sammeln, um dich zu besiegen!

Obwohl ganz klar zu sehen war, dass du Stück für Stück von Papa gestohlen hast und nur noch ein klägliches Abbild von seinem früheren Ich übrig lassen wolltest, so hast du seinem Wesen nichts anhaben können. Er ist immer noch er selbst! Auch in den schrecklichsten Phasen hat er immer noch einen Witz auf den Lippen und lässt sich nicht von dir unterkriegen. Er war stärker als du, bevor du in unser Leben gekommen bist, und er ist noch viel stärker geworden nach all diesen schrecklichen Monaten, die du verschuldet hast.

Mein Vater ist ein Kämpfer, und du hast keine Chance gegen jemanden, der sein Leben lang Kämpfe geführt hat. Nie hat er seinen Kopf hängen lassen, auch nicht in den Zeiten, als sein Leben scheinbar an einem seidenen Faden hing. Er ist mein Real-Life-Superhero. Er ist stärker als du.

Krebs, du bist gewalttätig. Du bist gnadenlos. Du bist heimtückisch. Du hast uns Tickets für die erste Reihe gegeben, damit wir unserem Vater beim Leiden besser zusehen können. Seit du in mein Leben getreten bist, habe ich unzählige Male in die Hemden meines Partners und das Fell meines Hundes geweint. Und vielleicht werde ich es noch oft tun. Aber trotzdem, wenn der Tag kommt, an dem ich heirate, gehe ich nicht allein zum Altar. Trotzdem lächle ich heute wieder, wenn ich ein Vater-Tochter-Duo in der Öffentlichkeit sehe.

Du magst mich vielleicht dazu gebracht haben, meinen Glauben infrage zu stellen. Aber du hast mir gezeigt, dass unsere Familie stärker ist als du. Ich maße mir nicht an zu sagen, dass du besiegt bist. Denn du nimmst Tag für Tag Väter, Mütter, Söhne, Töchter, Brüder, Schwestern, Onkel und Tanten von uns. Aber gleichzeitig findet Tag für Tag jemand einen Weg, um dich zu besiegen, dich in die Ecke zu drängen und dich zu bekämpfen. Jeden Tag findet die Medizin neue Methoden, um deine Existenz auszulöschen.

Du hast deine zerstörerischen und heimtückischen Methoden, mit denen du die Menschen aus dem Leben herausreißt und die Familien in tiefes Leid stürzt. Aber wir Menschen haben dir etwas voraus: Es ist die unendliche Liebe, die stärker ist als jede Krankheit und die über den Tod hinaus fortlebt.

# KEIN ZURÜCK

## *Sonntag, 9. Juli 2017*

Eine gewisse Grundnervosität lässt sich nicht leugnen, auch wenn in diesen herrlichen Sommertagen alles wunschgerecht verläuft. Ich genieße jede Minute mit der Familie. Meine Krankheit, so scheint es, spielt keine Rolle mehr. Und falls doch jemand schockiert ist von meiner langen, dünnen, fahlen, haarlosen Erscheinung, dann ist das sein Problem, nicht meins.

Zwischen den Terminen in der Praxis fahren wir immer wieder nach Kössen. Das Haus von Alinas Eltern war immer schon mein Kraftort. Von der Terrasse hat man einen herrlichen Blick auf die Felsmassive des Wilden und Zahmen Kaisers. Kössens Hausberg, der Unterberg, gehört dank der guten Thermik zu den besten Paragleit- und Drachenflugbergen in den Alpen. An schönen Tagen kann man die bunten Gleitschirme kaum zählen, und manchmal sieht es so aus, als wäre der Himmel voller Konfetti. Okki liebt die Paragleiter, scannt ständig den Himmel nach ihnen ab. Und wenn ich mich recht erinnere, war »Paragleiter« sein erstes viersilbiges Wort, lange bevor er »Oma« sagen konnte.

Vor dem Garten grasen Kühe und Pferde. Hier scheint die Welt in Ordnung. Und so gelingt es mir hier, mich zumindest gedanklich fast vollständig aus dem Klammergriff des Krebses zu befreien.

Ich beginne mit der Planung einer Holzterrasse um das Gartenhaus. Ich vermesse, zeichne einen Plan, kalkuliere den Preis. Das Projekt packt mich mit aller Leidenschaft. Wir fahren zum Baumarkt nach St. Johann in Tirol und laden das Auto bis zum Anschlag mit Brettern voll. Ich kann mich kaum satt riechen am warmen Duft des Holzes. Der Geruch erdet und tröstet mich irgendwie.

Alina ist immer in Sorge, dass ich mich mit dem Heben und Schleppen zu sehr verausgabe. Aber ich bin in meinem Element und fühle, dass ich genau das Richtige tue. In dem Punkt bin ich völlig beratungsresistent. Stur wie ein Esel, sagt Alina.

Das Ausgraben der Terrassenfläche und das Auffüllen mit Kies treiben mir den Schweiß aus den Poren. Ich bin nicht zu stoppen. Es macht mich stolz und glücklich, dass ich zu dieser Leistung fähig bin. Es ist noch nicht lange her, da hätte ich den Spaten nicht vom Boden aufheben können. Und jetzt habe ich genug Kraft und Elan, ein solches Bauprojekt von A bis Z allein durchzuziehen.

Ich bitte, das nicht als Selbstbeweihräucherung misszuverstehen. Es geht nicht darum zu erzählen, wie toll ich bin. Es ist einfach ein schönes Gefühl, dass der Körper nach langer Zeit wieder einmal eins zu eins das durchzieht, was der Kopf vorgibt. Wir, Kopf und Körper, sind im Einklang, wir ziehen wieder an einem Strang.

Zwischendurch sieht immer wieder Okki auf der Baustelle nach dem Rechten. Er liebt es, Papa zu helfen. Alina rügt mich, weil ich auch bei Regen mein Pensum schaffen will. Sie befürchtet, dass meine leichte Erkältung schlimmer wird, und wirft mir nicht zu Unrecht Leichtsinn vor. Aber ich möchte mein Projekt unbedingt zu Ende bringen. Endlich wieder einmal ein Ergebnis sehen. Ich brauche den sichtbaren Beweis meiner Vitalität, meiner Schaffenskraft, meines Durchhaltevermögens.

Und schließlich habe ich es geschafft. Nicht nur ich bin mit dem Ergebnis mehr als glücklich. Auch die Familie zieht den Hut, aus der Nachbarschaft kommen Rosi und Bene, um sich »das Werk« anzusehen. Wir facetimen abends mit Chris (die zehn Stunden Zeitunterschied berücksichtigend, bei ihm ist der Tag gerade angebrochen). Brigitte macht mit dem Handy eine Führung durch das aufgepimpte Gartenhaus, und auch von Chris kommt ein überwältigtes »Wow!«.

Wir verabreden uns zu einer Gartenhausparty im September, wenn auch er wieder zurück ist.

»*Sounds like a good plan!*«, versichere ich ihm.

Es ist einer der seltenen Tage seit Ausbruch meiner Krankheit, die ich ohne angezogene Handbremse genießen kann. Ohne Schmerzen, ohne Zweifel, ohne Ängste.

## *Mittwoch, 12. Juli 2017*

Brigitte zeigt mir einen Zeitungsbericht über die Stabhochspringerin Kira Grünberg. Die 24-jährige Österreicherin hatte sich im Sommer 2015 bei einem Trainingssprung schwer verletzt und ist seither querschnittgelähmt. Ihr ist etwas passiert, was bei jedem Stabhochspringer als unheilvolle Schicksalsmelodie im Hinterkopf sitzt. Kira hatte den Sprungstab zwar korrekt im Einstichkasten platziert, konnte aber in der Folge zu wenig Dynamik entwickeln, sodass sie den Sprung vor der Matte landete. Sie kam mit dem Hals auf und zog sich einen Bruch des fünften Wirbels der Halswirbelsäule zu.

Im Krankenhaus mussten die Ärzte die Querschnittlähmung mit permanenten Schädigungen feststellen. In ihrem Buch *Mein Sprung in ein neues Leben* beschreibt Kira den gewaltigen Einschnitt in ihr junges Leben als Leistungssportlerin und wie sie es geschafft hat, diese Krise zu meistern. Sie sagt: »Ich weiß auch, dass ich jetzt eine Verantwortung habe, und werde versuchen, jeden Tag zu trainieren und zu kämpfen, so wie wir es früher auch gemacht haben. Vielleicht erreichen wir doch mehr, als alle glauben, und dann kann ich sicher vielen Menschen mit einem ähnlichen Schicksal etwas zurückgeben. Nämlich die Hoffnung und Kraft, die mir jetzt so viele Menschen schicken.«

Ihre mentale Stärke war nach Meinung der Ärzte ein entscheidender Faktor, dass sich Kira so bravourös zurück ins Leben gekämpft hat. Vor dieser jungen Sportlerkollegin kann ich nur den Hut ziehen.

Ich hatte in meiner Laufbahn eine ganze Reihe von Unfällen, allerdings nie einen wirklich schlimmen. Ich habe mir nie ein Band gerissen oder etwas gebrochen.

Immer wieder kommt es vor, dass ein Stab bricht. Das ist mir in meiner Laufbahn bestimmt zehnmal passiert. Aber das sieht meist gefährlicher und spektakulärer aus, als es ist. Mehr als vor dem Brechen des Stabes habe ich mich davor gefürchtet, dass mir der Stab bei voller Biegung aus der Hand rutscht. In diesem Moment werden nämlich unglaubliche Kräfte frei. Und dann ist ein Sturz kaum noch kontrollierbar, weil der Stab mit ungeheuerlicher Wucht regelrecht um sich schlägt. Der Körper rotiert im Sturzflug möglicherweise in einem unglücklichen Winkel, und die Wahrscheinlichkeit ist groß, dass man mit dem Kopf in den Einstichkasten schlägt. Und genau vor diesem Augenblick hatte ich großen Respekt. Problemlos kann ich auch sagen: Ich hatte Angst. Das war auch der Grund, warum ich Unmengen an Klebstoff in meine Handinnenflächen gesprüht habe – sowohl Industriekleber als auch Sekundenkleber, insbesondere bei heißem Wetter oder großer Aufregung.

Auch wenn es sich komisch anhört, hatte ich die Brüche immer recht gut unter Kontrolle. Dadurch, dass der Stab laut knallt, wenn er bricht, wusste ich immer, was in diesem Augenblick zu tun war. Ich habe eine sehr gute räumliche Wahrnehmung und wusste immer, wo ich in dem jeweiligen Augenblick war. Das war extrem hilfreich und hat mich vor vielen schlimmen Verletzungen bewahrt.

Natürlich gab es auch viele Verletzungen, die wir uns beim riskanten Turn-Training oder an den selbst gefertigten Spezialgeräten zugezogen haben, mit denen wir die komplexe Technik simulieren wollten. Da waren sowohl alte Stäbe (und Stahlstäbe) im Einsatz als auch Bungee-Seile, die wir umfunktioniert und riskant genutzt haben. Wie gesagt: alles *self made*!

Meine Verletzungen waren meist Zerrungen oder Überlastungen im Sehnen- und Muskelbereich – eine Folge davon, dass ich immer zu viel und zu hart trainiert habe. Aber genau das war mein Kick. Nie in der Komfortzone bleiben, sondern immer rein in den roten Bereich rein. *Das* war für mich Hochleistungssport.

Ansonsten gab es immer wieder kleinere Abstürze im Training, bei denen meine Halswirbelsäule gelitten hat. Oft waren es unkontrollierte Landungen auf der Matte, weil ich mich über einen unsauberen Sprung schon in der Luft lautstark geärgert und so die Konzentration und Körperspannung für eine korrekte Landung auf der Matte verloren habe.

Und es gab eigentlich auch nur zwei Verletzungen beziehungsweise Operationen, die nicht wirklich etwas mit Sport zu tun haben. Das eine war Ende 2003 die Operation meines Appendix. Der Blinddarm war halt einfach hin und schwer entzündet. Es war mehr oder weniger eine Not-OP. Und 2007 musste ich mich einer Leisten-Operation unterziehen, weil diese beidseitig gebrochen waren. Das klingt schon eher nach Sport. Mehr habe ich beim Thema Sportunfälle und Verletzungen aber nicht zu bieten. Eigentlich unglaublich.

## *Freitag, 14. Juli 2017*

Heute sind wir zum Mittagessen beim »Brennerwirt«, wo es angeblich das beste Cordon bleu weit und breit gibt, und genau darauf habe ich Appetit.

Zuerst beschäftigen wir uns ausgiebig mit dem Gasthaus-eigenen Hängebauchschwein Eddie, das Okki unbedingt streicheln will. Eddie genießt es sichtlich, hinter dem Ohr gekrault zu werden. Dann sitzen wir bei hochsommerlichen Temperaturen auf der Terrasse.

Denise gesellt sich zu uns, eine junge Frau, deren Mutter vor genau einem Jahr an Krebs gestorben ist. Anneliese war eine langjährige Freundin von Brigitte und Traudl. Ihren Kampf gegen den Krebs, das stete Auf und Ab, das Hoffen und Bangen, habe auch ich am Rande mitbekommen. Ich erinnere mich an ein Gartenfest vor zwei Jahren, als die Freunde Annelieses »Krebsfrei«-Befund gefeiert haben. Aber der Krebs war nicht besiegt. Er hatte sich nur eine Verschnaufpause gegönnt und holte dann mit voller Wucht zum vernichtenden Schlag aus.

Denise und ihre beiden Geschwister sind schon erwachsen, aber ich merke, dass die Lücke, die ihre Mutter hinterlassen hat, noch weit klafft. Die Wunde ist noch längst nicht verheilt. Ich denke an meine Kinder, ihnen würde es ähnlich ergehen, wenn ich das Ganze nicht überleben sollte. Und für Okki wäre ich später wohl nicht einmal ein Hauch von Erinnerung.

Der zerrt mich jetzt an der Hand, er will noch einmal rüber zu Eddie, dem Hängebauchschwein.

## *Samstag, 15. Juli 2017*

Es geht zurück nach München, und ich packe mit Wehmut. In den paar Tagen auf dem Land habe ich so viel Kraft, Freude und Sorglosigkeit tanken können! Eine wirkungsvollere Kur zur Vorbereitung auf die Transplantation hätte mir niemand verschreiben können.

Mit dem Ende des Aufenthalts in Kössen beginnt jetzt der Countdown zur entscheidenden Phase der Therapie. Alles, was ich seit dem 3. März über mich ergehen lassen musste, war nur das Vorspiel für den großen Akt: die Transplantation. Alles Bisherige hat ausschließlich dazu gedient, mich auf diesen komplizierten Eingriff vorzubereiten.

## *Dienstag, 18. Juli 2017*

Große Wiedersehensfreude! Meine Eltern sind zu Besuch. Ich bin glücklich, dass es mir vergleichsweise gut geht und ich jenen Tim präsentieren kann, den ich ihnen am Telefon skizziert habe. Die wahren Tiefs habe ich ihnen immer vorenthalten. Sie wären in ihrer Hilflosigkeit und Verzweiflung versunken, ich kenne sie. Mein Krebslook zumindest ist ihnen ja vom Facetimen vertraut.

Jetzt kann ich sie sogar mit meinen selbst gemachten Brownies verblüffen. Meine Kuchenbäcker-Seite ist ihnen komplett neu, kein Wunder. Dann hat Okki seinen Auftritt – ich weiß gar nicht, wie lange meine Eltern ihren jüngsten Enkel nicht mehr gesehen haben. Auf jeden Fall war er da im Babyalter, und jetzt wirbelt ein kleiner Mann mit ganz eigener Persönlichkeit durch die Wohnung. Stolz führt er seine Gartengeräte vor: Schubkarren, Rasenmäher, Spaten, Rechen, Gießkanne. Opa geht zurück ins Auto und kommt mit einem silbergrauen Mercedes-Rutschauto zurück. Okki bleibt vor Stolz die Spucke weg.

Später am Nachmittag kehren wir im »Haderner Augustiner« ein, einem Biergarten ganz in unserer Nähe. Papa freut sich über seine erste Münchner Mass Bier seit Langem, wir holen uns Spareribs, Wurstsalat, Brezen und setzen uns direkt neben den großen Spielplatz. So hat auch Okki seinen Spaß.

Papa und Mama versichern mir, dass bei ihnen zu Hause in Meckenheim kein Tag vergeht, an dem sich nicht alte Weggefährten nach meinem Befinden erkundigen. Vereinskollegen, ehemalige Schulfreunde, Nachbarn, Ex-Kollegen meiner Eltern … Ich werde mit Dutzenden Namen bombardiert und freue mich, dass es bei den meisten zumindest im Hinterstübchen klingelt.

Ich spüre, wie stolz sie die große Anteilnahme macht. Ich habe meine Eltern immer dafür bewundert, dass sie trotz Familie und Vollzeitjob – Mama als Hauptschullehrerin und Papa als Jugendrichter – ihre Freizeit in den Dienst des Vereins gestellt haben. Vor allem von meiner Mutter hätte man annehmen können, dass sie nach einer Woche mit oft megaanstrengenden Jugendlichen – von den eigenen mal abgesehen – wenigstens am Wochenende ihre Ruhe von den Kindern hätte haben wollen.

Aber nein – nahezu täglich waren sie auf dem Sportplatz, zunächst zum eigenen Training, dann zum Kinder- und Jugendtraining. Darüber hinaus kümmerten sie sich ums Administrative und organisierten zusätzlich für die Kinder und Jugendlichen des Vereins in den Ferien ein Trainingslager.

Papa war in jungen Jahren ein regional erfolgreicher Zehnkämpfer. Mama war vielseitig begabt, wobei ihre Stärken im Speerwurf, Diskuswurf, Kugelstoßen und Hochsprung lagen. Sie nahm viele Jahre bei Senioren-Leichtathletikwettkämpfen teil, war vielfache Deutsche Seniorenmeisterin im Hochsprung und sogar einmal die Weltrekordhalterin.

1970 waren sie Mitbegründer des Leichtathletik-Clubs Bonn (LC Bonn), sieben Jahre später riefen sie die Leichtathletik-Abteilung Meckenheim ins Leben. Trainiert wurde in Wald und auf Wiesen. Bei uns zu Hause im Keller waren ein Startblock und eine Hürde aufgebaut. Über die Jahre entstanden mit dem unermüdlichen Engagement der Vereinsmitglieder erstklassige Sportstätten. Die Leichtathleten-Gemeinschaft Meckenheim fungierte bald als Ausrichter bedeutender Sportveranstaltungen, beispielsweise der Sportgala 1994 mit Aktiven aus 20 Nationen und etwa 5000 Zuschauern, dem West-Cup 1995 und den internationalen Hallen-Meetings 1999, 2000 und 2002. Rund 200 Mitglieder zählt die LG Meckenheim – die Mehrzahl davon ist aktiv und kämpft regelmäßig in verschiedenen Altersklassen bei Landes- und Kreismeisterschaften um Titel und Medaillen.

Und immer noch mittendrin, als ehrenamtliche Trainer, Betreuer und Ansprechpartner: Martina und Vereinsvorsitzender Hans-Joachim Lobinger. Ihr leidenschaftliches Engagement haben sie seit der Pensionierung keineswegs gedrosselt. Ich bin ungeheuer stolz auf sie. Leider war das gerade anstehende vierzigjährige Vereinsjubiläum überschattet von der Leukämieerkrankung ihres bislang erfolgreichsten Athleten Tim Lobinger.

Wir reden und reden, verbringen einen wunderbaren Nachmittag und Abend. Dann heißt es Abschied nehmen von meinen Eltern, die mich erst nach der hoffentlich erfolgreichen Transplantation wiedersehen werden.

## *Dienstag, 25. Juli 2017*

Der Abschied von Okki liegt mir noch auf der Seele, als Alina und ich uns auf den Weg ins Krankenhaus machen. Frau Dr. Verbeek empfängt uns strahlend auf der Isolierstation. Für die kommenden Wochen werde ich ausschließlich Menschen begegnen, die Schutzkleidung, Mund- und Nasenschutz sowie Handschuhe tragen. Alles, was in mein Zimmer kommt, muss desinfiziert oder steril verpackt sein. Immerhin, verglichen mit einem Leprakranken, den man auf einer Insel aussetzt, habe ich es hier recht gut erwischt.

Die erste Tür zur sogenannten Schleuse öffnet und schließt sich hinter mir, dann geht es durch die zweite Tür in mein Zimmer, das ich nun für Wochen nicht verlassen darf. Der Raum ist groß, freundlich, hell. An der Wand hängt ein Bild, es zeigt einen Steg, der ins Meer führt, und Wolken am Horizont. Der Raum hat bestimmt 25 Quadratmeter und große Fenster, die den Blick freigeben auf ein Stück München-Haidhausen.

Alina fällt gleich auf, dass es keine Fensteröffner gibt. Soll das die Selbstmordgefahr der Patienten dämmen? Oder, was naheliegender ist, soll keine Luft von außen nach innen dringen? Wir wollen lieber von Letzterem ausgehen …

Wie ich im Vorbereitungsgespräch erfahren habe, ist die Zimmertemperatur immer konstant. Zudem herrscht ein leichter Unterdruck, sodass bei Öffnen der Tür die Luft nach draußen strömt und nicht von außen nach innen. Ich werde nichts mitbekommen von den tropischen Temperaturen, die derzeit in München herrschen.

Zur Reinigung der Luft ist ein spezielles Lüftungssystem installiert. Von der Decke hängt ein Fernsehgerät. Auch das Bad ist sehr geräumig. Im Zimmer steht ein Schrank, in dem ein EKG-Gerät aufbewahrt wird – das einzige auf der ganzen Station, wie mir eine Schwester versichert. Was heißt, ich muss mich auf einige Störungen diesbezüglich einstellen, tagsüber, aber auch nachts, wenn das Gerät anderswo gebraucht wird.

Es wird schon auszuhalten sein. Erste Beklemmungen ringe ich nieder: Tim, reiß dich zusammen. Jetzt mal den Ball flach halten. Das geht vorbei. Augen zu und durch. Alles wird nur halb so schlimm.

Ärzte, Schwestern und Pfleger kommen und stellen sich vor. Dann wird der zentrale Venenkatheter gelegt, mein alter Bekannter. Über ihn werden sämtliche Infusionen, Medikamente und sonstige Lösungen in mich hineingelangen. Bis zu zwölf Zugänge stehen bereit für die Medikamentenzufuhr in meinen Körper.

Eine Schwester gibt erste Einweisungen für die kommenden Besuche und das allgemeine Verhalten. Ganz wichtig: Ich darf nichts anfassen, was zu Boden gefallen ist.

Mit dem Einchecken in meine neue Bleibe gibt es direkt gute Nachrichten. Trotz der längeren Phase ohne hochintensive Therapie sind nach erneuter Untersuchung des Blutes keine Krebszellen mehr im Blut nachweisbar. Das heißt, dass ein enorm wichtiges Etappenziel geschafft ist. Die gewünschte komplette Remission ist erreicht. Es hat also auch ohne die geplante autologe Transplantation geklappt. So betrachtet hat sich das Stammzellen-Problem sogar als vorteilhaft erwiesen. Denn die Vorbereitung zu dieser Behandlung und die Erholung hätten mich mindestens vier Wochen gekostet. Ich bin unsagbar erleichtert und ziehe erneut den Hut vor den Ärzten, die zum richtigen Zeitpunkt immer genau das Richtige tun.

Jetzt sind die Voraussetzungen für die nächsten Schritte optimal.

Mit dem Physiotherapeuten Paul bespreche ich mein tägliches Training. Er freut sich, dass ich für das Thema so aufgeschlossen bin. Viele Patienten haben in dieser Situation keinerlei Kraft, Antrieb und Motivation für jegliche Art von körperlicher Betätigung. Ich versichere ihm, dass ich möglichst täglich ein bisschen trainieren möchte und er mich rannehmen soll.

Als die Nacht hereinbricht, schaue ich die erste Folge von *Game of Thrones*, die mir Alina heruntergeladen hat. Ich bin zwar nicht der Serienjunkie und überhaupt nicht der Typ, der lange auf der Couch sitzen und Fernsehen gucken kann. Aber das alte Leben von Tim Lobinger liegt ja augenblicklich in Trümmern. Vielleicht ist es gar keine schlechte Idee, hin und wieder in die Welt einer Fantasy-Serie abzutauchen. Die komplizierte Handlung verlangt meine volle Konzentration und vergönnt mir einen kleinen Ausbruch aus meinem realen Leben hinter den Klinikmauern.

# COUNTDOWN RÜCKWÄRTS

## *Mittwoch, 26. Juli 2017 (Tag –7)*

Tag minus sieben. Mit dem Einzug auf die Isolierstation hat für mich die neue Zeitrechnung begonnen. Welches Datum ist, welcher Wochentag, welcher Tag im Monat – egal. Es dreht sich alles nur noch um den Tag der Transplantation, den Tag null.

Bis zu diesem Tag muss mein eigenes Immunsystem nahezu komplett ausgelöscht sein. Mein Körper muss Platz haben für das neue Immunsystem, das mir mit der Transplantation zugeführt wird. In den sieben Minus-Tagen, die ab heute beginnen, findet die Konditionierung statt: eine finale Chemotherapie und eine Vielzahl an Infusionen, die sich als eine Art Abrissbirne von Tim Lobingers Immunsystem bewähren müssen. Zu den möglichen Nebenwirkungen habe ich Informationen in schriftlicher und mündlicher Form bekommen – die ich gleich weitergeschoben habe in die Rumpelkammer meines Gehirns.

Ich habe das von Anfang an so gehandhabt und bin gut damit gefahren. Wenn die Nebenwirkungen nur vereinzelt auftreten, dann hätte ich mir von dem Gesamtpaket ganz umsonst Angst einjagen lassen. Bekomme ich tatsächlich alles, kann ich auch nichts ändern. Et kütt, wie et kütt.

Mit viel Ruhe und Gelassenheit stelle ich mich dieser wichtigen Etappe. Die letzten Tage und Wochen ohne Therapie habe ich viel Kraft tanken können, Körper und Geist eine Verschnaufpause gegönnt. Ich habe versucht, möglichst wenig über das »Was war« und das »Was kommt« nachzudenken. Ich habe die Zeit mit der Familie aufgesogen und meine Papa-Rolle genossen. Ich war glücklich über die Momente, in denen ich die Krankheit ausblenden und die Unbeschwertheit genießen konnte. Ich habe regelmäßig trainiert und mich wieder in eine bessere körperliche Verfassung gebracht.

Ich habe alles gegeben. Mehr konnte ich nicht machen. Jetzt bin ich bereit für mein neues Leben.

## *Donnerstag, 27. Juli 2017 (Tag –6)*

Nach dem Frühstück werde ich kurz »von der Leine« gelassen und kann zum ersten Mal auf dem Ergometer trainieren. Paul hat für mich zudem ein paar Übungen für den Schultergürtel parat – die leidige Schulter, meine Schwachstelle, die auch der Krebs schon aufgespürt hat.

Nach 30 Minuten bin ich ausgepowert. Paul macht mich mit dem Inhaliergerät und dem Atemtrainer bekannt. Ich soll beides nach Möglichkeit zweimal pro Tag für je zehn Minuten benutzen und damit einer Lungenentzündung vorbeugen.

Durch das viele Liegen werden die unteren Lungenabschnitte schlecht belüftet. Das macht sie zum idealen Nistplatz für bakterielle Erreger. Es kostet mich mehr Kraft als gedacht, die nötige Puste aufzubringen, um den Pegelmesser des Atemtrainers ganz nach oben zu bringen. Erinnert mich irgendwie an »Hau den Lukas«.

Dann geht es unter die Dusche. Ich genieße das Frischegefühl und lasse mich abschließend widerstandslos an die Maschinen anstöpseln. Weiter geht es mit den Chemo-Infusionen. Unterdessen schneide und bearbeite ich die Trainingsprogramme für Joshua, der diesen Samstag wieder ins Mannschaftstraining einsteigt. Im August werden wir leider nicht miteinander trainieren können. Aber Joshua setzt auf meinen Input, also gibt es für ihn umfangreiche Übungs-Clips.

Der zweite Tag ist kein leichter Tag. Leichte Übelkeit kehrt ein – ich spüre, dass es nun endgültig in die entscheidende Etappe geht. Heute zumindest fühlt sich das erdrückend an.

Dieser Hänger verflüchtigt sich schlagartig, als Alina kommt. Ich sehe ihrem verschmitzten Lächeln an, dass sie etwas im Schilde führt. Aus der großen Tasche zaubert sie ihre Überraschungen für mich hervor: ein Duschgel mit der Aufschrift »Papa ist der Beste«, Bilderrahmen mit Fotos der Kinder und zwei Wandbilder von unserem Urlaub an der Amalfiküste vor sechs Jahren. Mein Zimmer ist wieder ein Stück persönlicher und wohnlicher geworden.

»Ich weiß nicht, ob das für eine Reportage in *Schöner Wohnen* reicht, aber einen Versuch ist es wert«, meint meine persönliche Einrichtungsexpertin.

Ich strecke beide Daumen hoch. Sagen kann ich nichts, weil ich einen Tränenkloß im Hals habe.

## *Freitag, 28. Juli 2017 (Tag -5)*

Es geht dahin mit mir. Ich habe keine nennbaren Beschwerden. Aber ich fühle mich zunehmend komisch, ich bin mir fremd. Ich habe das Gefühl, dass sich gerade nicht nur mein altes Immunsystem von mir verabschiedet, sondern auch andere Teile meines Ichs. Was in mir vorgeht, ist schwer zu beschreiben, da ich noch nichts Vergleichbares erlebt habe. Ich bin gespannt, wohin die Reise führt.

Pfleger Admir nimmt sich Zeit für einen Plausch. Er hat früher selbst Fußball im Verein gespielt und erweist sich als großer Sportfan. Auch von der Leichtathletik hat er viel Ahnung und hat viele Insiderfragen an mich, den ehemaligen Stabhochspringer. Das lenkt mich von den krausen Gedanken ab und bringt mich auf Normalspur.

Alina bringt mir ein Geschenk von Hannes Thies, Andi Brunner und den restlichen Perform-Better-Mitarbeitern mit. Mit dem Sportgeräte-

Hersteller arbeite ich im FT-Club zusammen. Es ist eine liebevoll verpackte Box mit 35 Karteikarten. Auf jeder steht ein Motivationsspruch, auf der Rückseite ist ein erotisches Foto abgebildet – damit ich besser durch die Isolationszeit komme. Ich bin sehr gerührt.

## *Samstag, 29. Juli 2017 (Tag -4)*

Ich habe den Tag über nicht die Energie und die Kraft gehabt, etwas aufzuschreiben. Es ist ein Schwebezustand zwischen Panik und Lähmung.

Die neue Situation in diesem Zimmer, das ich nicht verlassen kann, ist skurril. Ich hatte gehofft, damit einigermaßen zurechtzukommen, aber es ist schwer. Es ist nicht das Zimmer an sich, eher die unausweichlich vor mir liegende Situation, die ungewissen Reaktionen meines Körpers. Nie habe ich mich mir selbst gegenüber so fremd gefühlt.

Der Freigeist in mir fühlt sich von der Welt weggesperrt. Ohne jede Kontrolle über das, was noch kommt. Das schürt eine gewisse Angst. Mein Schicksal in andere Hände legen zu müssen – das war noch nie meine Stärke. Es ist schwer zu beschreiben, wie ich mich fühle. Es ist ein wenig wie das beklemmende Gefühl in einem Flugzeug, wenn die Türen schließen und andere Hände und Kräfte die Kontrolle übernehmen. Es ist wie bei einer heftigen Erkältung oder schweren Magen-Darm-Infektion, bei der man denkt, zum Glück ist morgen alles besser.

Aber so ist es nun nicht. Es dauert. Und die Beschwerden nehmen zu.

Es fällt schwer, mich in diesen ersten Stunden und Tagen abzulenken. Die innere Unruhe drückt auf das Gemüt.

## *Sonntag, 30. Juli 2017 (Tag -3)*

Ich bin jetzt auf Sprachnotizen umgestiegen. Selbst auf das Handy zu schauen und zu telefonieren bereitet mir unsägliche Mühe. Seit dem Mittag geht es bergab mit mir. Das liegt an einem neuen Medikament, das seit heute auch am Infusionsständer hängt. Ich glaube, es ist irgendein Immunsuppressiva. Es fühlt sich an, als würde jemand die letzten Energiereserven aus mir heraussaugen – sofern in meinem Zustand das Wort »Energie« überhaupt noch das passende ist.

Die Infusionen, die unaufhörlich in mich hineintröpfeln, machen offenbar große Fortschritte bei ihrer Mission »Tim auslöschen«. Die Ärzte, Schwestern und Pfleger, die ständig kommen und gehen, scheinen zufrieden mit dem, was da mit mir passiert. Ich passe genau auf, ob sich auf der einen oder anderen Stirn ein sorgenvolles Runzeln abzeichnet. Soweit ich aber erkennen kann, ist alles okay.

Meine Temperatur ist leicht erhöht, gerade hat sich ein leichter Schüttelfrost dazugesellt, was bei diesem Medikament wohl unausbleiblich ist. Es fällt mir weiterhin schwer, mich mit diesem Gefühl der totalen Plattheit zu arrangieren.

## *Montag, 31. Juli 2017 (Tag -2)*

Der Showdown kann beginnen. Heute wird mein Spender in die Klinik – hierher oder in eine andere medizinische Einrichtung – kommen. Ich google, was mein Lebensretter zu erwarten hat.

Er wird mithilfe zweier Venenkatheter an eine Apherese-Maschine angeschlossen. Das Blut wird dabei aus einem Arm entnommen und zentrifugiert. Damit werden die Blutbestandteile räumlich nach ihrer Dichte getrennt, sodass die benötigten Blutstammzellen zielgerichtet abgesaugt werden können. Nach der Filterung werden die einzelnen Blutbestandteile wieder miteinander gemischt und das Blut wird in den anderen Arm zurückgeführt. Normalerweise läuft das gesamte Blut des Spenders etwa viermal durch die Apheresemaschine, was drei bis vier Stunden in Anspruch nimmt.

Die Menge des entstehenden Apheresats (so heißt das Blutprodukt, das die Stammzellen enthält) ist abhängig von der Konzentration der benötigten Zellen im Blut des Spenders, generell jedoch geringer als bei einer

Blutspende. Ist die Ausbeute an Stammzellen am ersten Tag nicht hoch genug, kann am folgenden Tag eine weitere Sammlung durchgeführt werden. Die gewonnenen Präparate (»Beutel«) werden gekühlt gelagert und transportiert, um die Lebensspanne der Zellen zu verlängern.

Obwohl die Spannung steigt, sind die Gedanken speziell. Ausgerechnet in dieser Situation spüre ich die Anstrengungen meines Lebenskampfs. Alles fühlt sich schwer an, gleichzeitig bin ich vollkommen leer. Offenbar ist das das Besondere des bevorstehenden Tages null: Null Kraft, null Kampfwillen, null Energie – vielleicht braucht es die Null für den Neuanfang.

Mein Freund Christian schickt mir einen Link mit Udo Jürgens' Lied »Und immer wieder geht die Sonne auf«.

Ich lasse meinen Tränen freien Lauf.

## *Dienstag, 1. August 2017 (Tag -1)*

Wie weit man wohl den Stein gehört hat, der mir heute Morgen um kurz nach sieben Uhr von der Seele geplumpst ist?

Zum Frühstück kam Dr. Verbeek und setzte sich mit einem verschmitzten Lächeln neben mich: »Herr Lobinger, ich habe sehr gute Nachrichten für Sie. Ihr Spender konnte gestern die optimale Menge an Stammzellen abgeben.«

Der Spender ist nicht hier in der Klinik gewesen, also muss die wertvolle Fracht per Kurier herbeigebracht werden.

Ich schreibe eine Whatsapp an meine Familie und kann aus den euphorischen Rückmeldungen die Freudenschreie förmlich heraushören.

Mein wunderbarer Spender, Mister Superman, konnte wohl mit einer einzigen Blutentnahme genügend Stammzellen für die »Mission Tim« abgeben. Das ist wichtig für die bessere Annahme der fremden Zellen und schürt die Hoffnung, dass ich schneller Leukozyten produzieren werde. Was für ein Glück! Mit niemandem habe ich über meine riesengroße Angst gesprochen, dass der Spender womöglich abspringen könnte.

Es hätte ihm ja etwas zustoßen können. Ein Unfall. Ein Ereignis, das ihn aus der Bahn wirft. Ein schwerer Krankheitsfall in der Familie. Es ist Hochsommer, Ferienzeit, Gott und die Welt sind verreist. Wenn der anvisierte Spendertermin nun seine Reisepläne durchkreuzt hätte? Wenn er selbst gesundheitlich angeschlagen gewesen wäre und sich die einwöchige Bauchspritzenkur nicht antun wollte.

Vermutlich hat er gewusst, dass ein Leben auf dem Spiel steht, das nur er retten kann. Und dennoch ... die bangen Zweifel ließen sich nicht verdrängen. Die kuriosesten Eventualitäten, warum das mit dem Spender hätte nicht klappen können, schossen mir unaufhörlich durch den Kopf. Herrgott noch mal, Tim, sagte ich mir ein ums andere Mal. Reiß dich zusammen!

Und jetzt hat das Bangen und Zittern ein Ende.

Ich will Alina von der Angst berichten, als sie später am Nachmittag freudestrahlend in mein Zimmer schneit.

Sie setzt sich ihrerseits an mein Bett und wird ernst: »Ich wollte es dir zuvor nicht sagen, Timmi. Aber ich konnte die letzten Tage kaum schlafen vor Angst, dass mit dem Spender doch noch etwas schiefläuft.«

Es wäre interessant zu wissen, ob mein »genetischer Zwilling« neben den wichtigen HLA-Merkmalen noch weitere Züge mit mir gemeinsam hat. Ob wir uns äußerlich und/oder charakterlich ähneln?

Die schönen Gedanken an meinen Spender und an ein mögliches Kennenlernen in nicht allzu ferner Zeit begleiten mich in den Schlaf. Ich glaube fest daran, dass ich überlebe und Gelegenheit dazu bekomme.

# MUSS ICH ERST STERBEN, UM ZU LEBEN?

## *Mittwoch, 2. August 2017*

Diesen Tagebucheintrag muss ich nachreichen. Denn an diesem Tag null, dem wichtigsten in meinem bisherigen Leben, kann ich nichts tippen, nichts notieren, kaum sprechen.

Am Vormittag ist es so weit. Der alles entscheidende Schritt in meinem Therapieplan wird vollzogen: die Stammzelltransplantation. Zwei Infusionsbeutel mit einer rostroten Flüssigkeit werden an den Infusionsständer gehängt und gelangen über den Venenkatheter in meinen Blutkreislauf.

Während der Übertragung stehe ich unter ständiger Beobachtung der Ärzte und des Pflegepersonals. Alle paar Minuten wird der Blutdruck gemessen und die Herzschlagfrequenz beobachtet. Manche Patienten zeigen bereits während der Transplantation heftige Abwehrreaktionen, was ein sofortiges Handeln erforderlich macht. Diese Reaktionen, zumeist Fieber und Schüttelfrost, bleiben bei mir aus. Puls, Blutdruck, Temperatur – mein Körper scheint weitgehend unbeeindruckt von dem, was da gerade Dramatisches im Gange ist. Vorerst zumindest.

Nach eineinhalb Stunden ist die Infusion komplett in meinem Körper. Nun sind die Stammzellen auf sich allein gestellt.

Und von diesem Zeitpunkt an heißt es warten, bangen, hoffen. Wenn alles nach Plan läuft, werden sich die neuen Zellen ihren Weg zu den Knochen bahnen und sich dort zu Hause fühlen, sich ansiedeln und ein neues, funktionsfähiges Immunsystem aufbauen, das fortan gesunde Blutzellen produziert. Was von nun an passiert, ist fern meiner Einflussmöglichkeiten. Ich, der Kontrollfreak, habe die Kontrolle über mich abgegeben.

## *Donnerstag, 3. August 2017*

Mein Physiotherapeut Paul war heute bei mir. Ich habe ihm versichert, dass ich trotz meiner augenblicklichen Schwäche an meine Grenzen gehen möchte und er mich keinesfalls schonen soll.

Paul freut sich über so viel Kooperationsbereitschaft. Wie er sagt, steht den meisten Patienten nach der Transplantation kaum der Sinn nach körperlicher Betätigung.

Ich schaffe ein bisschen Fahrradtraining. Immerhin.

Ich bin ganz froh, als die Tür aufgeht und Alina zusammen mit ihrer Freundin Johanna Zacherl hereinkommt. Sie sind mein erster Besuch nach der Stammzelltransplantation, und diese ist natürlich Thema Nummer eins. Wir spekulieren und spinnen herum, wie mein neues Immunsystem mich verändern wird. Werde ich doch noch zum Partylöwen? Oder zum guten Skifahrer? Und wird sich meine Frisur verändern? Wir lachen viel und es tut einfach wahnsinnig gut, dass die Mädels heute bei mir sind.

## *Samstag, 5. August 2017*

Aplasie. Ich habe dieses Wort zuvor noch nie gehört. Aber jetzt stecke ich mittendrin in jener Aplasie, die gleichbedeutend ist mit dem seidenen Faden, an dem mein Leben hängt. Aplasie ist der Name für die kritischste, alles entscheidende Phase der Leukämietherapie. Als Aplasie bezeichnet man die Zeit zwischen der Transplantation und der Aktivierung des neuen Immunsystems.

Teil eins, die Transplantation, habe ich hinter mich gebracht.

Auch wenn die Transplantation problemlos vonstattenging, stand ich total neben mir.

Die Medikamente, die man mir während der Konditionierungsphase verabreicht hat, haben ganze Arbeit geleistet. Ich bin platt, platt, platt.

»Warum muss ich so leiden, um gesund zu werden?«, frage ich Alina, die seit zwei Stunden bei mir sitzt und längst begriffen hat, dass alle Aufmunterungsversuche nicht fruchten.

Es gibt keine passenden Worte, um zu beschreiben, wie ich mich fühle. Es ist, als wäre das Licht in mir zu einem winzigen Häufchen Glut geschrumpft. Ich bin bei Sinnen, habe keine Schmerzen. Aber ich habe kaum die Kraft, die Augen offen zu halten. Das Gefühl des Dahinschwindens wird nur unterbrochen von einem dumpfen Kopfschmerz, einem Brennen im Mundraum und einer schmerzenden, geschwollenen Zunge, über die sich dunkelblaue Flecken verteilen.

So beunruhigend sich das anfühlen und anhören mag – ich bin voll im Plansoll, wie mir die Ärzte bei jeder Visite versichern. Vielleicht hätte ich die Informationen für Transplantationspatienten und ihre Angehörigen doch genauer studieren sollen. Oder auch nicht? Darin befasst sich ein langes Kapitel mit den möglichen Nebenwirkungen der Aplasie. Aber hätte ich die Seiten gelesen, hätte mir vermutlich noch mehr gegraut vor der Prozedur. Da bin ich lieber unbelastet ins Krankenhaus gegangen. Leider schützt die Ahnungslosigkeit nicht vor den Nebenwirkungen.

Zack, jetzt habe ich den Salat.

Gestern hat die Leichtathletik-WM in London begonnen. Ich hatte mich in den vergangenen Wochen auf das Ereignis gefreut. Das wird mir zumindest für eine Woche die Zeit vertreiben, habe ich mir gedacht.

Nun muss ich feststellen, dass mich die bewegten Bilder fix und fertig machen. Ich kann die Augen ohnehin kaum offen halten.

Alina kommt, sie berichtet, dass die Sprinterin Gina Lückenkemper im 100-Meter-Vorlauf mit 10,95 Sekunden persönliche Bestzeit gelaufen ist und als Zeitschnellste ins Finale geht. Ich sage okay, mehr will mir nicht einfallen.

Am Abend steht das 100-Meter-Finale der Männer an, und für den jamaikanischen Superstar Usain Bolt wird es das letzte Rennen seiner beispiellosen Karriere sein. Eine Ära geht zu Ende. Ein Mann tritt von der Weltbühne des Sports ab, der schon während seiner aktiven Zeit zur Legende wurde.

Achtfacher Olympiasieger, elffacher Weltmeister und Weltrekordhalter über die 100 Meter in der Fabelzeit von 9,58 Sekunden – ich kann keine Aufregung spüren bei diesem Ereignis, das mich normalerweise gebannt an den TV-Schirm fesseln würde.

Zuvor wird der Fußball-Supercup zwischen dem FC Bayern und Borussia Dortmund übertragen. Ich dämmere dahin. Ich bekomme weder mit, dass der FC Bayern gewinnt, noch dass Usain Bolt im 100-Meter-Endlauf seine glorreiche Karriere mit einem dritten Platz beendet.

Was ist los mit mir? WAS? Bin ich überhaupt noch der, der ich einmal war? Oder besser gefragt: Wie viel ist von mir noch übrig?

Viel kann es nicht sein. Ich bin auf einen matten Lichtschein, eine Funzel reduziert.

Ich habe mich in meinem bisherigen Leben noch nicht viel mit Nahtoderfahrung befasst. Jetzt kann ich mitreden.

## *Dienstag, 8. August 2017*

Ich fühle mich wieder mehr unter den Lebenden. Zumindest habe ich heute genügend Energie, um mich auf den Stabhochsprungwettkampf der Männer zu freuen.

Zuerst aber kommt Paul. Ich staune über sein Wissen auf allen möglichen sportlichen Gebieten und genieße unseren fachmännischen Austausch. Paul erinnert sich (und mich) an meinen blanken Hintern, der beim Leichtathletik-Weltfinale 2003 in Monaco für jede Menge Aufsehen gesorgt hat. Ja, ja, das war ein Skandal und die Bilder gingen durch die Welt. Nachdem ich den Wettkampf gewonnen hatte, lief ich die Tartanbahn entlang und entblößte mein verlängertes Rückgrat. Die Medien witterten eine von langer Hand geplante Inszenierung. Das war natürlich Quatsch. So etwas plant man nicht, kann man nicht planen.

Fakt ist: Es war ein höchst spannender Zweikampf zwischen mir und meinem südafrikanischen Konkurrenten Okkert Brits. Ich hatte die Vorhöhe im zweiten Versuch überwunden. Aber das Schiedsgericht machte von einer Regel Gebrauch, der zufolge ich mit meiner Hand das Liegenbleiben der Latte beeinflusst hatte. Der Sprung wurde für ungültig erklärt. Also bin ich volles Risiko gegangen, ließ die Latte für meinen dritten und letzten Versuch auf die wahrscheinliche Sieghöhe von 5,91 Meter auflegen.

Es war am Ende einer langen und nicht so erfolgreichen Saison. Selbst mein damaliger Trainer Michael Kühnke hat mir diese Höhe nicht zugetraut. Ich dachte mir nur »volle Pulle«. Dann flog ich über die 5,91. Es war einer der besten Sprünge meiner Karriere. Die Emotionen kochten, ich lief los und zog die Hose über mein Hinterteil. Ich hatte es allen gezeigt – und es dabei nicht bei einem Supersprung belassen. Okkert konnte nicht mehr höher springen. Somit habe ich das Weltfinale gewonnen.

»Lobinger brüskiert Prinz Albert von Monaco«, empörten sich die Zeitungen. Mein Strip sorgte für einen medialen Riesenaufreger. Ich war in allen Nachrichten, mein blanker Hintern schaffte es in die ARD-*Tagesschau*, die amerikanische *Sports Illustrated* ließ sich über den Vorfall ebenso aus wie nahezu alle Sportmedien in Südafrika, wo ich sogar auf der Titelseite landete.

Prinz Albert, heute Fürst von Monaco, nahm den Vorfall locker. Tolle Leistung, tolle Unterhaltung, gab er den Journalisten zu Protokoll. Als langjähriger olympischer Bobfahrer konnte er sicher nachvollziehen, wie es sich anfühlt, wenn bei einem Athleten die Pferde mal durchgehen. Auch mein Hauptsponsor Puma reagierte eher amüsiert auf den Vorfall.

Meine kleine Showeinlage hatte natürlich ein Nachspiel: Ich musste 5000 Dollar Strafe an den Leichtathletik-Weltverband zahlen – bei 30 000 Dollar Preisgeld war das leicht zu verschmerzen.

Rechtzeitig zu Beginn des Stabhochsprungwettbewerbs kommt Alina mit ihrem RTL-Kollegen Carsten Maier. Obwohl er es als Society-Reporter mit einer anderen Klientel zu tun hat, ist er ein glühender Leichtathletik-Fan, der mich mit seinem Wissen über den Sport alt aussehen lässt. Er fiebert mit und feuert die Athleten so lautstark an, dass eine völlig verdutzte Schwester nach dem Rechten schaut. Leider legt Raphael Holzdeppe, der vor vier Jahren in Moskau den ersten Weltmeistertitel für Deutschland erlangte, einen klassischen Salto nullo hin und scheitert dreimal an der Eingangshöhe.

Ich erlebe einen Déjà-vu-Flash nach dem anderen. Emotionale Achterbahnfahrten, wie ich sie ungezählte Male durchlebt, durchlitten habe. So ist der Sport.

Ich bin happy, dass ich nach der gestrigen Umnebelung geistig wieder bei der Sache bin. Es siegt der Amerikaner Sam Kendricks mit einer Höhe von 5,95 Metern, vor dem Polen Piotr Lisek und Renaud Lavillenie aus Frankreich.

Ein Arzt, der noch einmal nach mir sieht, lässt sich von mir auf den Stand des Wettkampfs bringen.

## *Mittwoch, 9. August 2017*

Schlafentzug soll eine wirkungsvolle Foltermethode sein. Auch bei diesem Thema kann ich jetzt mitreden. Natürlich sind es keine sadistischen Folterknechte, die mich hier am Schlafen hindern. Es ist viel mehr der permanente Harndrang, der mich tagsüber wie nachts alle 45 Minuten auf die Toilette zwingt. Nie hätte ich gedacht, dass mich das Müssen-Müssen mal fast um den Verstand bringen würde.

Aber wen wundert's? Zur Unterstützung der Nieren werden täglich sechs Liter Flüssigkeit und mehr durch meinen Körper gespült. Die Nierenwerte generell sind schlecht, was unter anderem der Tatsache geschuldet ist, dass ich mit den Spender-Stammzellen auch eine neue Blutgruppe bekomme. Meine Gesichts- und Augenfarbe ist leicht gelblich. Dennoch sehe ich dank des Cortisons, das mein Gesicht aufgeschwemmt hat, auf den ersten Blick gesund und wohlgenährt aus. Na ja, relativ gesund …

Apropos wohlgenährt: Seit drei Tagen werde ich künstlich ernährt. Meine Mundschleimhaut hat sich mehr und mehr entzündet, daher fiel mir das Essen schwer. Jeder Brotkrümel in meinem Mundraum fühlte sich an, als würde gleich die Haut aufplatzen. Der leichteste Anflug von Salz oder Säure verursachte Schmerzen.

Auch die Magenschleimhaut ist entzündet und das führte zu starken Schmerzen im gesamten Bauchraum. Daher war ich mit der Entscheidung der Ärzte, mich auf künstliche Ernährung umzustellen, mehr als einverstanden. Gegen die Schmerzen wird mir Morphium verabreicht, das ich nach den Qualen der letzten Tage einfach nur dankbar annehme. Ich bekomme Fenistil zur Verbesserung der schlechten Entzündungswerte.

Ein Fleißbildchen gibt es für den Blutdruck von 130/85. Na, wer sagt's denn. Kleinvieh macht auch Mist.

Die körperlichen Torturen waren zu erwarten. Womit ich allerdings nicht gerechnet habe, ist das psychologische Chaos, mit dem ich seit Tagen klarzukommen versuche. Ich hatte ja genügend Zeit, mich auf die wochenlange Isolation einzustellen. Wusste immer, dass mir vermutlich die beschissenste Zeit meines Lebens bevorstand. Aber ich hatte großes Vertrauen in meine mentale Stärke, dachte, dass ich mit dieser extremen Situation schon fertigwerden würde: Tim, das packen wir. Disziplin und Durchbeißen, das ist doch der Trumpf in deiner Hand. Kein Selbstmitleid jetzt. Durchhalten, das geht vorbei!

Am bereits an Tag minus vier – also noch während der Konditionierung, vier Tage vor dem geplanten Transplantationstermin – attackierte mich ein erster klaustrophobischer Anfall. Dieses Eingesperrtsein, dieses Angehängtsein an ein Bündel Schläuche … Ich sackte in ein tiefes Loch und erlebte eine fürchterliche, von Albträumen durchzogene Nacht.

Meine Tochter Fee nennt mich oft einen Freigeist. Immer in Unruhe, immer in Bewegung, immer auf dem Sprung. Wahrscheinlich wäre Zappelphilipp der passende Name für jemanden mit einem so rastlosen Charakter. Einen Nachmittag auf der Couch vor dem Fernseher liegen und chillen? Nicht mit mir.

Und jetzt muss ich in diesem Zimmer bleiben. Die einzige Strecke, die ich zurücklegen darf, ist die von meinem Bett ins Bad. Acht Meter Freilauf erlauben die Schlauchspiralen, das muss reichen. Ich fühle mich wie ein Hund an der Kette, meiner Freiheit, meines Willens und meiner über alles geliebten Selbstbestimmtheit beraubt.

Nur einmal am Tag, morgens, bin ich frei von dem Kabelgeschirr: Dann werde ich abgestöpselt und darf duschen, während die Schwestern mein Bett frisch zurechtmachen.

Bei meinen bisherigen Chemos konnte ich wenigstens auf den Fluren spazieren gehen. Der Gang in die Teeküche kommt mir im Nachhinein wie ein Kurzurlaub vor. Einmal durfte ich sogar das Gelände verlassen und mit Okki und Alina für ein paar Stunden auf den Spielplatz. Daran darf ich jetzt nicht allzu oft denken, sonst würde meine Niedergeschlagenheit in tiefe Verzweiflung kippen.

Meine Schwester Babett rät mir zu Antidepressiva. Aber wegen des Morphiums schließe ich diese Option für mich aus.

Wenn Alina hier ist, kann ich die dunklen Gedanken beiseiteschieben. Sie muss mir ausführlich berichten, was unser Wirbelwind so treibt. Auch wenn ich täglich mehrere Videoclips bekomme, bin ich gierig nach jedem klitzekleinen Detail, das mit Okki zu tun hat.

Die Trennung von ihm ist und bleibt der wunde Punkt. Obwohl ich ihn in besten Händen weiß, zerreißt mir die Sehnsucht fast das Herz. Ich denke auch über ein Gespräch mit Dr. Tobias Haas nach. Er hat erwähnt, dass in Deutschland jährlich rund 13 000 Menschen an Leukämie erkranken. Der Statistik nach sind 60 Prozent der Leukämiepatienten nach fünf Jahren noch am Leben. In anderen Ländern ist die Überlebensrate deutlich niedriger, was unter anderem daran liegt, dass bei Patienten ab 60 Jahren keine Transplantation mehr vorgenommen wird.

Das alles klingt nicht wirklich nach Entwarnung, aber der Arzt hat es zumindest verstanden, mir den Ernst der Lage nahezubringen, ohne mich in ein Tief zu stürzen. Mein Alter, meine Konstitution und auch meine Einstellung könnten sich als die entscheidenden Bonuspunkte erweisen.

Vorgestern geschah etwas Wunderbares: Als ich abends aufrecht im Bett saß und mich in meiner Negativspirale steil nach unten schraubte, kam Dr. Haas herein, um nach mir zu sehen. Aus der kurzen Abendvisite wurde ein gemeinsamer zweistündiger Fernsehabend. Auf dem WM-Programm stand der Stabhochsprung der Frauen, den Ekateríni Stefanídi gewann. Keine Überraschung – sie hatte letztes Jahr in Rio schon Gold geholt.

Dr. Haas kennt sich sehr gut mit Leichtathletik aus und genoss es offenbar, sich die Infos und Anekdoten eines Insiders anzuhören. Ich versichere Dr. Haas, dass es kaum ein unhandlicheres Sportgerät gibt als einen Stabhochsprungstab, der 5,20 Meter lang ist und rund vier Kilo schwer. Und man kann ihn nicht etwa in Einzelteile zerlegen wie etwa ein Alphorn. Zu Wettkämpfen bin ich immer mit mehreren Stäben angereist, die in einer Transportröhre steckten. Beim Check-in am Flughafen ernten wir Stabhochspringer meist ratlose bis entsetzte Blicke. Da die Stäbe nicht in die Gepäckcontainer passen, müssen sie oftmals zwischen Flugzeugwand und Container verstaut werden. Einmal, auf einem Flug in die Ukraine, mussten wir die Stäbe mit in die Passagierkabine nehmen und sie dort zum großen Erstaunen der anderen Fluggäste auf den Gang legen.

Unzählige Male stand ich mit dem Verlademeister auf dem Rollfeld, um beim Einladen zu helfen – aber auch um zu verhindern, dass die

Stäbe von überforderten Mitarbeitern einfach auf dem Rollfeld liegen gelassen werden. Das kam des Öfteren vor und führte dazu, dass ich den Wettkampf mit fremden Stäben bestreiten musste. Oftmals tauchten die Stäbe erst zwei Monate später wieder auf – oder auch gar nicht. Das war auch der Grund, warum ich ca. 50 Stäbe besaß. In St. Petersburg hatte ein Flughafenmitarbeiter die pfiffige Idee, für die Herausgabe der Stäbe Lösegeld zu kassieren. 20 Dollar mussten wir pro Stab löhnen.

Und nicht nur beim Fliegen erweisen sich die Stäbe als sperrige Troublemaker. Sie passen in keinen Fahrstuhl und in kein Taxi. Auf einer Fahrt in Ungarn hielt ich die Transportröhre außerhalb des Fahrzeugs unter dem Arm. Einmal brach der Dachträger und krachte mitsamt der Stäbe auf die Autobahn. Die nachfolgenden Autos fuhren darüber, zum Glück kam es nicht zu einem Unfall.

In Südafrika, unserer Wintertrainingsheimat für viele Jahre, wurden die Stäbe meist auf Pick-up-Trucks verladen. Ich erinnere mich an den Schreck, als auf einer holprigen Fahrbahn die Stäbe von einer Böe erfasst wurden und wie Raketen von der Ladefläche schossen.

Dafür erlebten die Athleten vor dem Leichtathletik Grand Prix in München etwas sehr Schönes: Kurz vor München war die Autobahn wegen eines Unfalls gesperrt, sie mussten befürchten, nicht rechtzeitig ins Olympiastadion zu kommen. Ein paar Polizisten erkannten unsere missliche Lage und eskortierten die Sportler mit Blaulicht ins Stadion.

An diesem Abend sprachen Dr. Haas und ich nicht über meine Krankheit, sondern über den Sport, der mein Leben war – und hoffentlich noch viele Jahre bleiben wird.

Und noch einen Leichtathletik-Fan darf ich kennenlernen: Zur Visite bringt Professor Peschel einen Molekularbiologen mit. Zu meiner großen Überraschung erfahre ich, dass er 1997 als Zuschauer im Stadion in Köln-Müngersdorf gesessen hat, als ich als erster deutscher Stabhochspringer die sechs Meter übersprang. Wie klein die Welt doch ist!

## *Donnerstag, 10. August 2017*

Oh Schreck. Ich liege mit 39,2 Grad Fieber und Schüttelfrost im Bett. Hat es mich also doch erwischt. Ich hatte so sehr gehofft, dass dieser Kelch an mir vorübergehen würde.

Die Phase der Angst und Unruhe währt zum Glück nicht lange. Denn die Ärzte können Entwarnung geben und nicht nur das: Mein Fieber und der Schüttelfrost rufen geradezu begeisterte Reaktionen hervor! Mein Körper reagiert nämlich auf die neuen Stammzellen, und das ist genau das, was auf dem Plansoll steht.

Natürlich bin ich unbeschreiblich erleichtert. Aber seltsam ist das schon: Durch ein Dutzend Schläuche rinnen ohne Unterlass allerlei Substanzen in meinen Körper. Mir ist immer wieder übel, ich bin auf Morphium, habe Fieber und Schüttelfröste – so also soll ein wunschgerechter Krankheitsverlauf aussehen?

Himmel, wie stellt sich erst ein weniger wunschgemäßer Ablauf dar?

Wie ich mittlerweile weiß, können die neuen Immunzellen meine Körperzellen als Fremdkörper erkennen, weshalb sie zunächst erst einmal rebellieren. Diesen Vorgang nennt man Graft-versus-Host-Reaktion (GvHR), auf Deutsch: Transplantat-gegen-Wirt-Reaktion. In einem geringen Maße wird eine Graft-versus-Host-Reaktion durchaus hingenommen beziehungsweise begrüßt. Es handelt sich um ein Signal dafür, dass der Körper auf die neuen Zellen reagiert. Allzu ausgeprägt sollte die GvHR aber nicht sein, und daher sind die immunsuppressiven Medikamente so wichtig.

Nur: Die Abschwächung des Immunsystems mithilfe der Immunsuppressiva erhöht wiederum das Risiko für Infektionen. Also muss die Dosis der Medikamente so angepasst werden, dass einerseits eine Transplantat-gegen-Wirt-Reaktion unterdrückt, andererseits das Immunsystem nicht unnötig stark geschwächt wird.

Herrje, ist das alles kompliziert! Auf dem Terrain, in dem ich mich befinde, wimmelt es vor Tretminen. Ein Ritt auf einer scharfen Rasierklinge.

Wie es wohl meinen fünf Leidensgenossen ergeht, die auf derselben Station ihre Einzelhaft durchstehen müssen? Ich weiß so gut wie nichts über sie, nur dass sie alle älter sind als ich.

*Misery loves company*, fällt mir ein, geteiltes Leid ist halbes Leid. Tatsächlich verbessert das Wissen darum, dass in den Nebenzimmern Menschen mit demselben Schicksal liegen, meine missliche Lage nur kaum. Auch nicht die Tatsache, dass gerade wieder ein Rettungshubschrauber landet und die Trage mit dem Patienten im Lauftempo nach drinnen gebracht wird. So viele Schicksale allein in diesem Krankenhaus. So viele Menschen, die vielleicht einen noch größeren Kampf um ihr Leben durchzustehen haben. So viele Angehörige, die um ihre Liebsten bangen müssen.

An meiner Schranktür hängt ein blaues Trikot mit der Aufschrift »LOBINGER« und darunter »*Never give up*«, das mir Alina mitgebracht hat. Alex Sorge hat es für mich anfertigen lassen. Danke, mein Freund. Das schreibe ich mir hinter die Ohren!

## *Freitag, 11. August 2017*

Am Vormittag trainiere ich mit Paul fast bis an meine Belastungsgrenze. Das Auspowern mit dem Theraband fühlt sich richtig gut an. Paul staunt über meine Kraft und Fitness und meint, manche Patienten in meiner Situation bringe selbst das Heben des Arms an den Rand ihrer Möglichkeiten. Aber ich strenge mich an und bei den Übungen, bei denen ich gegen Pauls Widerstand arbeiten muss, gebe ich nicht schnell klein bei. Der alte Ehrgeiz blitzt auf und ringt dem Physiotherapeuten ein dickes Lob ab.

Es geht positiv weiter. Alina kommt und hat als Überraschungsgast Joshua im Schlepptau. Ich habe mich schon über das lebhafte Geschnatter im Vorraum gewundert, nachdem Dr. Verbeek mein Zimmer verlassen hatte. Ich kann Joshua den Schrecken und die Beklemmung ansehen, als er mich so sieht.

»Wenn du so über deine Krankheit gesprochen hast, dann klang das immer, als hättest du einen Schnupfen«, bringt Joshua meinen Hang zum Bagatellisieren auf den Punkt. »Aber das hier ist ja doch eine ganz andere Nummer.«

Mein Freund ist wirklich erschüttert, was es mit meinem »Schnupfen« auf sich hat, und er braucht ein Weilchen, bis er sich gefangen hat. Er berichtet über den Trainingsalltag beim FC Bayern. Und vom neuen Sportdirektor Hasan Salihamidžić. Nächste Woche beginnt die neue Bundesligasaison und ich freue mich, dass Joshua so gut drauf ist. Dr. Verbeek kommt herein. Sie windet sich vor Verlegenheit. »Wissen Sie, ich bin ein großer Fußballfan, und das nicht nur zur WM«, outet sie sich. Ob sie für sich und ihren Bruder ein Autogramm bekommen könne?

Natürlich kommt Joshua diesem Wunsch sehr gern nach. Ich bin gerührt und amüsiert, meine souveräne und rational gesteuerte Ärztin als begeisterten Sportfan zu erleben. Und Joshua in seiner natürlichen Bescheidenheit hat seine Bekanntheit immer noch nicht begriffen. Er ist erstaunt, dass ihn die Ärztin trotz Mundschutz und Kittel erkennt.

Dr. Verbeek versichert ihrem Fußballidol, was für ein vorbildlicher Patient ich sei. Das wiederum macht mich sehr stolz, und ich gönne mir zur Abwechslung eine Runde innerliches Schulterklopfen.

Joshua und Alina bleiben gut zwei Stunden, ich fühle mich beschwingt und unbeschwert.

# UND IMMER WIEDER GEHT DIE SONNE AUF

### *Montag, 14. August 2017*

Ich könnte ausflippen vor Glück!

Am Morgen kommt der Arzt mit einem verschwörerisch-schelmischen Blick zu mir ins Zimmer: »Ich hab Ihnen etwas Wichtiges zu sagen: Wir konnten 60 Leukos zählen. Das neue Immunsystem ist also angesprungen.«

Mir schießen vor Glück sofort die Tränen in die Augen. Ich sehe dem Arzt an, welche Freude es ihm bereitet, der Überbringer dieser wundervollen Nachricht zu sein. Er bittet mich, bei der anstehenden Visite so zu tun, als wüsste ich von nichts.

»Die gesamte Station freut sich so, jeder möchte der Überbringer der guten Nachricht sein.«

Und so nehme ich meine gesamten schauspielerischen Kräfte zusammen, um bei der Visite den Unwissenden zu mimen. Die ungemeine Freude angesichts der aktivierten Leukos brauche ich nicht zu spielen. Die hätte ich auch bei der zehnten Visite noch ausdrücken können.

Nun ist es also eingetroffen – das alles entscheidende Ereignis der gesamten Therapie. 60 Leukos sind nicht viel, und bis zur Vierstelligkeit ist es noch ein langer Weg. Aber es sind meine weißen Blutkörperchen, gesunde Leukozythen, von meinem neuen Knochenmark produziert. Die

Hoffnung auf ein Weiterleben und auf eine vollständige Heilung hat neue Nahrung bekommen.

## *Donnerstag, 17. August 2017*

Die Leukozytenzahl ist auf 100 angestiegen und macht jetzt einmal eine Pause. Die Ärzte sagen, das sei normal, und grundsätzlich sei ein langsamer Anstieg einem schnellen vorzuziehen. Außerdem konnten erstmals selbst produzierte Thrombozyten gemessen werden. Auch das ist eine kleine Sensation, wenn man bedenkt, wie viele Infusionen mit diesen Blutplättchen ich in den vergangenen Monaten bekommen habe.

Mehr und mehr fallen meine Ängste, meine Bedrücktheit von mir ab, und die Einzelhaft verliert ihren Schrecken. Ich spüre die Euphorie der Ärzte und Pfleger. Niemand möchte mir zu viel versprechen, aber wenn die Leukos die 1000er-Schwelle erreichen, rückt meine Entlassung in greifbare Nähe.

Ich muss meinen Übermut im Zaum halten. Noch tröpfelt das Morphium aus dem Infusionsbeutel in mich hinein. Noch werde ich künstlich ernährt, damit sich mein Mundinnenraum nicht weiter entzündet. Zunge und Gaumen sind unverändert stark angeschwollen, das Sprechen fällt mir schwer. Ich muss mich mindestens einmal am Tag übergeben. Gestern hat mich der Appetit auf Salzstangen angefallen. Alina hat mir nachmittags welche mitgebracht, aber nach einer kleinen Kostprobe musste ich aufgeben.

Zu meinen Leidensgenossen auf der Station gehört eine junge Afrikanerin. Wie zu mir durchgesickert ist, hatte sie in ihrer Schwester eine bestmögliche Spenderin gefunden. Kurz bevor diese nach Deutschland fliegen wollte, legte jedoch das Oberhaupt des Familienclans ein Veto ein. Die Frau durfte nicht fliegen, um ihrer Schwester das Leben zu retten. Also musste ein neuer Spender gefunden werden, der allerdings nicht so gut

»matchte«. Immer wieder wandern meine Gedanken zu meinem Spender. Was für ein Glück ich doch hatte!

Fee macht zurzeit mit Freund und Hund Urlaub im Haus in Kössen. Eigentlich wollte sie mich schon auf dem Weg vom Rheinland nach Tirol im Krankenhaus besuchen kommen. Leider ist sie jedoch mit einer Erkältung aus Düsseldorf angereist, weshalb das nicht möglich ist. Jedes Ansteckungsrisiko muss vermieden werden, denn wie die Ärzte versichern, kann schon ein leichter Schnupfen dazu führen, dass ich ins Koma falle. Mit der realistischen Chance darauf, die verpasste Papa-Tochter-Zeit bald nachzuholen, können Fee und ich die Enttäuschung allerdings leichter verschmerzen.

Fee hat Okki auf dem Schoß, als wir facetimen. Wie der Kleine seine große Schwester anhimmelt! Ich bin so gerührt, dass ich schon wieder losheulen könnte.

## *Samstag, 19. August 2017*

Yippie! Nach der kleinen Erholungspause sind die Leukos jetzt auf 190 angestiegen. Die Freude darüber lässt mich die unveränderten Beschwerden leichter ertragen. Die Ärzte versuchen, nach und nach die Infusionen durch Tabletten zu ersetzen – der erste Versuch mit einer Cortison-Tablette geht jedoch schief, die kommt so schnell wieder hoch, wie ich sie runtergeschluckt habe. Die Ärzte nennen das eine normale Abwehrreaktion.

Ich habe durchaus Appetit, aber meine Magenschleimhaut spielt noch nicht mit. Alle Nebenwirkungen geraten angesichts der tollen Leukos jedoch zur Nebensache.

Mini kommt mich besuchen. Seine Frau Silvana und Alina sind schon seit der Teenagerzeit befreundet. Nikolaus »Mini« Karpf ist ein ehemaliger Weltklasse-Snowboarder, der seit vielen Jahren bei Red Bull arbeitet.

Mini ist sichtlich schockiert über das Ambiente auf der Iso-Station und über meine Erscheinung an den zig Schläuchen. Umso erleichterter ist er, als er erfährt, dass ich auf dem aufsteigenden Ast bin.

Wir plaudern über unsere Familien, und wieder einmal merke ich, wie gut es mir tut, das Thema Krankheit für eine Weile auszublenden. Sensible Menschen wie Mini haben einfach ein Gespür dafür, zum richtigen Zeitpunkt aufzutauchen und das Richtige zu sagen.

## *Sonntag, 20. August 2017*

Leukos heute bei 300. Ich bin im siebten Himmel! Wieder ist eine riesengroße Hürde in Richtung Genesung genommen. Kein 6-Meter-Sprung im Stabhochsprung kommt nur annähernd an das Erfolgsglück heran, das ich gerade verspüre. Nie habe ich geahnt, dass es zwischen Leben und Weiterleben einen so gewaltigen Unterschied gibt. Es sieht so aus, als gäbe es für mein Leben, das in den letzten Monaten eher einem Dahinvegetieren glich, eine Chance auf Zukunft. Die Aussicht auf ein Leben, in dem ich meine Kinder heranwachsen sehe, ist greifbar nahe.

Als Nächstes muss mein Magen mitspielen. Der Zwieback von heute Morgen ist immerhin schon dringeblieben. Gleich gibt's noch eine klare Brühe. Egal, ob ich sie sofort wiedersehe oder nicht – heute ist ein Glückstag.

Und dennoch – oder gerade deswegen – wird die Sehnsucht nach draußen übermächtig. Alle reden davon, wie schnell die Zeit vergeht. Zack, schon wieder ein Monat rum. Zack? Dass ich nicht lache! Auf der Isolierstation schleicht die Zeit dahin wie eine Schnecke. Die Tage und Nächte sind lang, wenn einem nicht einmal ein paar Stunden Schlaf am Stück vergönnt sind.

Aber ich jammere auf hohem Niveau. Ich bin hier in der Klinik in München, wo ein großer Teil meiner Familie, meiner Freunde und Bekannten wohnt. Sie können sich jederzeit ins Auto oder in die U-Bahn setzen, um mich zu besuchen. Alina orchestriert das alles wunderbar. Sie dosiert den »Besucherstrom« so, dass es mir nie zu viel wird und gleichzeitig keine Leerläufe entstehen. Denn die Stunden, die ich allein verbringe, schrauben mich immer schnell in die Dunkelheit, die Ausweglosigkeit.

Wie mag es den Patienten auf der Isolierstation ergehen, die nicht über dieses feinmaschige Netz aus sozialen Kontakten verfügen? Deren Verwandte Hunderte Kilometer entfernt wohnen und ihnen nicht ständig beistehen können? Was für ein Martyrium müssen die Kranken erdulden, die kaum einmal Besuch bekommen?

Ich denke an die Afrikanerin, die nur ein paar Zimmer weiter liegt. Ist da jemand außer den Ärzten und dem Pflegepersonal, der sie tröstet, ihr Zuspruch und Zuversicht gibt? Mir ist verdammt klar, wie viel Glück ich in meinem Krebs-Unglück habe.

Und bevor ich mich weiter in diese Gedanken verstricke, klopft es noch einmal an meiner Tür. Es ist Georg Teigl. Sein FC Augsburg hat das erste Bundesligaspiel gegen den HSV leider mit 1:0 verloren.

## *Montag, 21. August 2017*

Meine Isolations-Besucherkoordinatorin Alina kommt heute Vormittag wieder mit Joshua im Schlepptau. Nun, sein FC Bayern hat das Auftaktspiel am Freitag gegen Leverkusen mit 3:1 gewinnen können. Wir plaudern über die Bayern, unsere gemeinsame Zeit in Leipzig, über alltägliche Dinge. Niemand ahnt, wie unfassbar gut mir diese Fetzen Normalität tun.

Als sich Joshua zwei Stunden später verabschiedet, kommt Alina mit Tyger. Mein Sohn hat ja schon einiges an Papa-hat-Leukämie-Erfahrung hinter sich und ist nicht halb so schockiert von der Isolationsatmosphäre wie manch andere Besucher. Tyger ist mit seinem Freund Levent aus Meckenheim nach München gekommen und bleibt jetzt eine gute Woche hier.

Meine Leukozahl ist auf 530 gestiegen. Das macht nicht nur mir viel Freude, sondern auch dem Pflegepersonal. Eine Schwester hat das Blatt Papier, auf dem die Leukos Tag für Tag notiert werden, mit einem gelben Strahlemännchen verziert. Die Morphiumration ist mittlerweile auf die Hälfte reduziert worden. Aber die brauche ich noch, um die Magenschmerzen in Schach zu halten. Ich wage nicht zu fragen, inwieweit ich schon drogenabhängig bin. Vielleicht muss ich mich nach meiner Entlassung auch noch mit einem Entzug herumschlagen. Das Szenario belastet mich jedoch nur peripher – Hauptsache raus hier! Alles Weitere wird sich dann schon irgendwie regeln lassen.

Heute habe ich vier Zwiebacke und ein halbes Dutzend Mini-Kartoffeln mit großem Appetit gegessen. Meine Darmflora ist noch im Ausnahmezustand, daher waren die Kartoffeln schneller wieder draußen, als ich mit dem Buchstabieren gebraucht hätte. Immer wieder wird mir deutlich vor Augen geführt, welch grenzwertigen Strapazen mein Körper ausgesetzt ist. Und wie tapfer er das alles packt. Ich hoffe inständig, dass er weiter mit mir an einem Strang zieht und nicht kurz vor der Ziellinie noch das Handtuch wirft …

Alina kommt abends noch einmal vorbei. Sie fliegt morgen für eine Woche mit Okki und ihrer Mutter nach Santorin. Charlotte hat sie eingeladen. Sie und ihre Familie haben auf der Kykladen-Insel ein Haus gemietet. Charlotte hat mich im Vorfeld gebeten, Alina zu diesem Urlaub zu überreden. Alina hatte zunächst dankend, aber bestimmt abgelehnt. Charlotte wusste genau wie ich, wie sehr Alina auf dem Zahnfleisch geht und ihr ein Tapetenwechsel guttun würde. Natürlich hätte sie München aus freien Stücken nie und nimmer verlassen. Aber dann arrangierte ich mit Tyger, dass er in dieser Woche zusammen mit seinem Kumpel Levent nach München kommen und jeden Tag bei mir sein würde. Ich versicherte Alina, wie glücklich sie mich mit diesem Urlaub machen würde und dass ich ihr in den letzten Monaten so viel vermasselt hätte und ich betrübt wäre, wenn sie diese Gelegenheit verstreichen ließe.

Ich zog alle Register. Die »Mission Santorin« sollte unbedingt gelingen. Charlotte legte noch einen drauf und verwies darauf, wie gut es Okki täte, ein paar Tage unter anderen Kindern zu sein. Natürlich würden wir täglich mehrmals miteinander facetimen …

Irgendwann gab Alina nach und es gelang ihr, die Sorge um mich beiseitezuschieben und sich auf den Urlaub zu freuen.

## *Dienstag, 22. August 2017*

Die Mädels und Okki sind wohlbehalten auf Santorin gelandet. Okki war wohl Feuer und Flamme, als er am Flughafen das Flugzeug besteigen durfte. Das Flughafenbuch gehört zu seiner Lieblingslektüre. Unzählige Male habe ich ihm daraus vorgelesen – die kleinen Klappfelder auf den Seiten sind schon ziemlich mitgenommen. Bei der Zwischenlandung in Athen war er wohl super aufgedreht und es bedurfte Mamas und Omas voller Sprintleistung, um ihn immer wieder einzufangen.

Jetzt sind sie in einer wunderschönen weißen Villa mit Pool im Südwesten von Santorin, wo sich Charlotte und ihre Familie sowie ein paar Freunde schon einige Tage zuvor eingelebt haben. Hier kann Alina bestimmt Kraft tanken!

## *Mittwoch, 23. August 2017*

Heute war ich eine Stunde im Klinikgarten spazieren. HEUTE WAR ICH EINE STUNDE IM KLINIKGARTEN SPAZIEREN! Ich möchte 1000 Ausrufezeichen hinter diesen Satz setzen. Dieser banale Satz bedeutet nicht weniger als: Ich kehre zurück in mein Leben.

Allein, dass ich die Türklinge selbst drücken durfte, war an Symbolkraft nicht zu überbieten. Vor meinem Zimmer, wo sich die Besucher ihre Schutzkleidung überziehen und ihre Hände desinfizieren müssen, wurde ich freudestrahlend von meinen Pflegern empfangen. Dann ging es durch die erste Tür in die Schleuse. Dann öffnete ich die zweite Tür. Und ich war draußen.

Es war schön, dass niemand von mir Notiz nahm. Ich ging langsam den Flur entlang, bedächtig, vorsichtig. Einen Fuß vor den anderen setzen.

Nicht hinfallen. Ich fühlte mich wie ein Führerscheinneuling, der nach bestandener Prüfung zum ersten Mal in seinem Leben allein ohne Fahrlehrer hinter dem Steuer sitzt.

Tür Nummer drei, sie führt hinaus ins Freie. Es ist ein wunderschöner sonniger Sommertag, der Münchner Himmel weiß-blau. Ich atme normale Luft. Trotz dicker Maske vor dem Mund glaube ich, den Duft der Natur wahrzunehmen. Wie lange habe ich mich nach diesem Moment gesehnt. Habe mich fast verzehrt. Und jetzt ist es so weit.

Nach einer Viertelstunde Spazierengehen im Klinikgarten sind die Akkus im Sparmodus. Ich setze mich auf eine Bank und schließe vor Glück die Augen. Die Sonne auf der Haut fühlt sich wunderbar an, ebenso die Brise, die mir um die Nase streicht. Ich habe die Maske abgenommen, um diesen Wellness-Flash voll und ganz zu genießen.

Es ist dieser Moment auf der Bank, an dem mich zum ersten Mal seit der Leukämie-Diagnose das Gefühl überrollt, dass ich es geschafft habe.

Als ich abends beim Facetimen Alina von meinem kleinen Abenteuertrip berichten will, gerät meine Stimme ins Stocken. Nur mit Mühe kann ich mich fassen.

Alina hält das Handy in die Runde. »Tim hatte heute seinen ersten Hofgang«, verkündet sie und erntet frenetischen Jubel bei der ganzen Clique.

Die ganz große Sensation aber behalte ich für mich: Ich werde möglicherweise noch diese Woche nach Hause entlassen. Admir hatte die Möglichkeit gestern schon angedeutet, und heute Morgen legte Dr. Verbeek nach: »Alle Werte sind mehr als zufriedenstellend. Wir müssen noch einige Untersuchungsergebnisse abwarten. Aber dann würde nichts dagegensprechen, Sie übermorgen zu entlassen.«

ÜBERMORGEN!!?? Spinn ich?

Ich hätte gern etwas gesagt, aber meine Tränen übernahmen die Regie. Ein Weinkrampf übermannte mich. Dem milden Lächeln von Dr. Verbeek entnahm ich, dass sie überschwängliche Reaktionen dieser Art auf ihrer Station bestens kennt. Und dass sie sich jedes einzelne Mal erneut von ganzem Herzen mit ihren Patienten freut.

## *Donnerstag, 24. August 2017*

Alinas Kinnlade klappt nach unten, ich sehe ihre weit aufgerissenen Augen. »Du kommst morgen nach Hause? Wie das denn? Das ist ja irre«, fasst sie sich allmählich.

Dr. Verbeeks vorsichtige Prophezeiung ist tatsächlich wahr geworden: Meine Blutwerte sind tipptopp, und die Ärzte im rechts der Isar schalten die Ampel auf Grün. Damit Alina nicht auf dumme Gedanken kommt und womöglich früher zurückfliegt, versichere ich ihr, dass die Ärzte absolute Ruhe für die ersten Tage verordnet haben. Und es ohnehin besser wäre, wenn meine Rückkehr nach Hause ein paar Tage ohne meinen unternehmungslustigen Okki vonstattenginge.

Nachmittags kommt mich Mini Karpf besuchen und fällt vor Freude aus allen Wolken. Mini gehört zu den Menschen, mit denen ich ganz wunderbar über Gott und die Welt plaudern und den Krebs ausblenden kann.

Nach dem Abendessen kommen Traudl und Nik. Sie haben angeboten, beim sogenannten Entlassungsgespräch anwesend zu sein, damit mir nichts entgeht.

Eine Schwester aus dem tollen Team erläutert die Verhaltensregeln für die Zeit in Freiheit. Keine Gartenarbeit, niemals den Bioabfall entsorgen, nicht staubsaugen, Teppiche raus, kein rohes Fleisch anfassen … Traudl notiert fleißig mit.

# MÜNCHNER FREIHEIT

### *Freitag, 25. August 2017*

Ratsch, der Reißverschluss der Reisetasche ist zu. Sie steht mit der zweiten Tasche auf dem Bett. Davor stehen der Rollkoffer und die Tasche mit meinen Gewichten.

»Bin zwischen zwölf und eins abholbereit«, schreibe ich Tyger.

Ich lasse meinen Blick durch das Zimmer schweifen, in dem ich nun einen ganzen Monat verbracht habe. Die Familienbilder hat Traudl gestern schon mitgenommen. Jetzt hängt nur noch das Bild mit dem Steg aufs Meer an der Wand. Wahrscheinlich zieht schon heute ein neuer Patient hier ein. Dann ist es sein Zimmer, für viele Wochen.

Während ich auf der Toilette war, hat die Schwester das Tablett mit dem Mittagessen auf dem Tisch abgestellt. Vergebene Liebesmüh. Ich werde definitiv nichts mehr essen hier. Ich wohne nicht mehr hier.

Meine Stimmung ist eher bedächtig, in mich gekehrt. Kein Juchuu, kein Yippie-Yeah. Tyger kommt und umarmt mich strahlend. Er sagt, er werde meine Sachen ins Auto bringen, damit ich mich von meinen Betreuern auf der Station verabschieden kann.

Frau Verbeek war heute Morgen schon bei mir und hat mir erneut versichert, wie überraschend positiv alles vor und während der Isolation verlaufen ist. Im Vorraum warten alle Schwestern und Pfleger, um mir alles Gute zu wünschen. Bei meinen Dankesbekundungen merke ich, dass mir die richtigen Worte fehlen, um auszudrücken, was ich in diesem Moment empfinde. Die Atmosphäre ist herzlich und rührend.

Tyger kommt zurück und nimmt die letzte Tasche in die Hand. »Papa, ich glaube, es ist so weit. Bist du bereit?«

Wir sprechen nicht viel auf der Heimfahrt. Ich sitze wie vom Donner gerührt auf dem Beifahrersitz. Das Gewusel des Münchner Stadtverkehrs macht mich fast schwindlig. Mir ist, als könnten meine Augen und mein Gehirn die schnellen Bilder nicht verarbeiten. Was daran liegen mag, dass ich durch den Tränenschleier kaum etwas erkennen kann.

## *Freitagabend, 25. August 2017*

ZU HAUSE. Ich bin wieder zu Hause. Ich sitze auf der Wohnzimmercouch. Fassungslos, glücklich, dankbar und erschöpft. Erschöpft vom Weinen, das einfach nicht abreißen wollte.

Ich bin irritiert, dass dieser Ausbruch von Rührung, Glück, Erleichterung und Dankbarkeit einfach kein Ende nehmen will und ich emotional die Kontrolle verloren habe. Die Wohnung ist tipptopp aufgeräumt und geputzt. Tyger hat sich wirklich ins Zeug gelegt. Auf dem Herd steht eine selbst gemachte Bolognesesauce, daneben liegen eine Packung Spaghetti und eine Kante Parmesankäse. Wie soll ich da jemals aufhören zu heulen?

Auch wenn ich irgendwie erschöpft bin, kann ich nicht anders, als ständig von einem Zimmer ins andere zu laufen, raus auf die Terrasse und wieder zurück. Eine Zimmertür aufmachen, ein Zimmer verlassen, wann und warum auch immer ich will … Das versteht man wahrscheinlich nicht, wenn man die Erfahrung des wochenlangen Eingesperrt-Seins nicht kennt.

Tyger schmunzelt über seinen wandernden Papa.

## *Samstag, 26. August 2017*

Ich facetime mit Alina und ihren Freunden. Alle freuen sich, mich so guter Dinge zu erleben. Mittlerweile ist Traudl bei uns als Küchenchefin vorstellig geworden, sodass Alina versichert sein kann, dass in unserem Männerhaushalt auch kulinarisch alles auf höchstem Niveau stattfindet.

Das Licht auf Santorin, vor allem die Sonnenuntergänge sind megaspektakulär. Das kann ich sogar auf dem kleinen Handy-Bildschirm erkennen. Wer allerdings wochenlang in einem Krankenzimmer eingesperrt war, findet auch das Licht über München großartig. In Kombination mit dem Wind und dem Naturgeruch ist es unwiderstehlich. Ich verspreche mir hoch und heilig, dass ich mir in meinem Leben so oft es geht dieses Glücksgefühl wachrufen muss. Es darf nie mehr selbstverständlich sein, dass ich frei und lebendig herumlaufe.

Auch wenn ich meine Santorin-Urlauber vermisse, genieße ich unsere Männer-WG. Tygers Nähe tut mir so gut. Mit ihm kann ich herrlich über Fußball fachsimpeln. Er spürt auch, wenn im Laufe des Nachmittags meine Batterien wieder auf Reserve gehen. Dann lässt er mich in Ruhe und trifft sich mit den alten Kumpels aus seiner München-Zeit.

## *Montag, 28. August 2017*

Seit heute Morgen um acht Uhr mache ich wieder Schlagzeilen. Sebastian und ich haben uns darauf geeinigt, den genauen Zeitrahmen der Behandlung nicht zu nennen. Dann liegt die Vermutung nahe, ich wäre ab jetzt für Wochen im Krankenhaus – und ich habe zu Hause meine Ruhe und kann ungestört zu Kräften kommen.

*Stammzellenspender für Tim Lobinger gefunden*

*Vor einem halben Jahr erkrankte Weltklasse-Stabhochspringer Tim Lobinger an Leukämie, nun wurde ein Stammzellenspender gefunden. Lobinger setzt auch in diesem Kampf wie im Sport »auf Willensstärke und Disziplin«.*

*Vor 20 Jahren überflog der frühere Weltklasse-Stabhochspringer Tim Lobinger als erster Deutscher die magische 6-Meter-Marke. Seit einigen Monaten kämpft der Münchner gegen eine akute Leukämie. Jetzt hat er einen Spender für eine Stammzelltransplantation gefunden, wie sein Management bestätigte.*

*Die fünfwöchige Isolation habe bereits begonnen, zudem habe der 44 Jahre alte Lobinger vier Chemotherapieblöcke und Bestrahlungen hinter sich. »Tim und seine Ärzte sind zuversichtlich, dass er die weitere Zeit gut übersteht und große Chancen auf ein gesundes Leben hat«, erklärte sein Management weiter. Die Stammzellen des Spenders sollen dazu beitragen, das Immunsystem wieder zu stärken und gesund zu machen.*

*Im Mai hatte Lobinger seine Erkrankung publik gemacht, sich seitdem aber aus der Öffentlichkeit zurückgezogen. Die Nachricht hatte für Bestürzung in Leichtathletik-Kreisen gesorgt. Ein großes Ansinnen sei es dem Ex-Leichtathleten, so Lobingers Management, darauf hinzuweisen, wie wichtig es sei, sich für Stammzellentherapien typisieren zu lassen.*

Wie schon bei der ersten Nachricht über meine Erkrankung geht die Meldung wieder durch die komplette Medienlandschaft. Bei Sebastian gibt es allerdings weit weniger Interviewanfragen als bei Runde eins. Na ja, wer gerade mitten im Kampf ums Überleben steckt, ist sicherlich kein guter Interviewpartner.

## *Dienstag, 29. August 2017*

Juchuuu, meine Lieben sind zurück aus Griechenland. Jetzt sind wir wieder vereint, und es steht kein nächster Krankenhausaufenthalt auf dem Programm.

Okki sucht meinen Arm und meinen Hals nach Pflastern ab, die er normalerweise nach meiner Rückkehr aus dem Krankenhaus (»Papa aua?«) immer abmachen darf.

Tyger macht sich am Nachmittag wieder auf den Heimweg nach Meckenheim. Die Zeit zu zweit hat uns gutgetan.

Abends grillen wir, und ich höre mir mit Freuden die Erlebnisse und Anekdoten von Santorin an.

## *Donnerstag, 31. August 2017*

Heute steht eine weitere Knochenmarkentnahme in der Klinik an – ein Eingriff, vor dem ich einen unvermindert großen Bammel habe. Mareike Verbeek begrüßt mich herzlich. Sie freut sich zu hören, dass mein Körper nach wie vor so gut auf die Behandlung reagiert. Das »Engraften«, also das Anwachsen der neuen Stammzellen, scheint problemlos zu funktionieren. Fieberschübe sind bisher – toi, toi, toi – ebenso ausgeblieben wie Hautausschläge, beides offenbar ganz typische und häufige Abwehrreaktionen. Die Ärztin meint, bei Transplantationspatienten sei häufig die ganze Hautoberfläche mit offenen Pusteln übersät. Wir sprechen über das große Glück mit meinem Super-Spender, meinem 100-Prozent-Match. Immer wieder summt Dr. Verbeeks Telefon, aber sie lässt sich nicht ablenken. Sie versichert mir, dass sie in meinem Fall schon von Beginn der Konditionierung an überaus zuversichtlich gewesen sei. Dass ich mit einer kompletten Remission, also ohne nachweisbare Krebszellen, in die Transplantation gehen konnte, war von entscheidender Wichtigkeit.

Einmal mehr bin ich platt vor Dankbarkeit und Bewunderung für dieses großartige Ärzteteam. Auch wenn auf der Isolierstation im Krankenhaus rechts der Isar pro Jahr 55 Leukämiepatienten behandelt werden, so ist doch jeder Patient ein eigener Fall, und die Behandlung wird individuell auf ihn abgestimmt. Niemand macht hier Dienst nach Vorschrift. Niemand wird nach Schema F behandelt. Jede Geschichte ist eine ganz eigene lange Leidensgeschichte.

Als ich mich von Frau Verbeek verabschiede und von einer Schwester zur Knochenmarkentnahme gebracht werde, sagt mir die Ärztin: »Wissen Sie, Herr Lobinger, wir meckern doch gern und oft über die Bürokratie bei uns im Land. Aber ich reise viel, und Sie sind auch in der ganzen Welt herumgekommen: Im Vergleich zu anderen Ländern, und ich meine nicht nur Dritte-Welt-Länder, funktioniert doch bei uns alles hervorragend. Ich denke, jeder unserer Patienten darf sich glücklich schätzen, hier in diesem Land behandelt zu werden und nicht anderswo.«

Ich kann ihr nur beipflichten.

Ich frage Frau Verbeek noch nach wesentlichen Veränderungen, die das neue Blutsystem mit sich bringt – abgesehen von der Tatsache, dass ich von Blutgruppe B positiv auf 0 negativ gewechselt bin. Werde ich neue Eigenschaften annehmen? (Ich höre Alina schon sagen: »Her damit! Es kann nur besser werden …«) Ich erfahre jedoch, dass ich zwar die Blutgruppe des Spenders annehme, mich aber nicht in einen anderen Menschen verwandeln werde – abgesehen natürlich von den persönlichen Veränderungen, die so eine Erkrankung per se mit sich bringt.

Am liebsten würde ich Frau Verbeek umarmen. Aber das geht nicht. Sogar das Händeschütteln ist schon tabu.

»Wissen Sie, wie wir Sie auf unserer Station genannt haben? Unseren ›Traumpatienten‹ – es war für jeden von uns immer eine Freude, zu Ihnen ins Zimmer zu gehen.«

Nie hat mich ein Kompliment so stolz gemacht. Ich habe also meinen festen Vorsatz, ein guter, kooperativer Patient zu sein, in die Tat umsetzen können.

Entsprechend beschwingt gehe ich zur Knochenmarkentnahme. Das erneute Angebot eines Schlafmittels lehne ich wie immer ab, auch auf wiederholte Nachfrage. In meiner Familie kann keiner so recht verstehen, weshalb ich auf diese Erleichterung verzichte. Immerhin ist der Eingriff sehr schmerzhaft, und vor allem Alina merkt, wie viel Bammel ich habe.

Aber erstens: Ich möchte meinen Körper nicht mit mehr Chemie belasten, als ich ihm ohnehin schon zumuten muss. (Gut, man könnte auch andersherum argumentieren: Auf das bisschen Schlafmittel kommt es nach den ganzen Hammerdrogen jetzt auch nicht mehr an.) Zweitens: Ich habe eine Technik entwickelt, den Schmerz wegzuatmen. (Diese Technik möchte ich noch optimieren … Einmal Tüftler, immer Tüftler.) Drittens: Ich möchte miterleben, wie das Knochenmark entnommen wird, das den Medizinern Aufschluss über mein neues blutbildendes System gibt. Das Knochenmark, das hoffentlich keinen neuen Krebsbefall aufzeigt und mir stattdessen die frohe Botschaft übermittelt, dass ich ein gesunder Mann bin oder zumindest einer auf dem besten Weg dorthin.

Diesmal ist es auch nicht so schlimm wie die Male zuvor. Oder kann es sein, dass man sich an alles gewöhnt?

## *Sonntag, 3. September 2017*

»Piep, piep, piep, wir haben uns alle lieb. Piep, piep, piep, guten Appetit!« »Mehr, mehr!«, ruft Okki. Also noch mal von vorn: »Piep, piep, piep …«

Heute ist mein 45. Geburtstag. Alina hat den Esstisch festlich geschmückt. Okki sitzt in seinem Stühlchen und isst sein Rührei. Zwischendurch schiebt er sich ein Stück Tomate in den Mund. Er liebt diese Kombi. Er macht das sehr gut. Ich betrachte ihn gerührt und denke zurück an jenen Tag, den 3. März, an dem ich die Diagnose Leukämie bekam und mein Leben innerhalb von Sekundenbruchteilen auf dem Kopf stand. Meine Familie aus Meckenheim ruft an zum Gratulieren. Alle sind unfassbar erleichtert, dass ich meinen Geburtstag ohne akute Beschwerden feiern kann. Auch wenn sie fest an meine Genesung geglaubt haben – die Angst, dass ich die Behandlung nicht überlebe, war wie eine leise Hintergrundmusik allgegenwärtig.

Nachmittags kommen Sébastien und Andrea vorbei. Sportmoderatorin Andrea Kaiser ist eine langjährige Freundin von Alina und mir. Sébastien

Ogier ist fünffacher Rallye-Weltmeister. Obwohl die beiden privat zwischen der Schweiz, Österreich und München pendeln und beruflich die meiste Zeit des Jahres unterwegs sind, kommt Sébastien regelmäßig zu mir zum Training. Ich empfinde das als Anerkennung für meine Arbeit und einen großen Loyalitätsbeweis.

Als Andrea und Sébastien von meiner Krebsdiagnose erfuhren, haben sie ihren geplanten Flug Anfang September nach New York umgebucht. Denn mein Geburtstag am heutigen 3. September sollte ja das (glückliche?) Ende meiner Krebsbehandlung markieren – und da wollten sie auf jeden Fall dabei sein.

Von Alina bekomme ich eine Drohne geschenkt. Die muss natürlich sofort startklar gemacht und ausprobiert werden. Es dauert lange, bis ich alles durchgelesen und installiert habe. Aber dann kann es losgehen. Vom Terrassentisch hebt sie ab und saust über unsere Köpfe hinweg. Jetzt kann ich meine kleine Welt von oben betrachten. Wäre es nach dem Krebs gegangen, hätte ich für die Draufschau aus der Vogelperspektive keine technischen Hilfsmittel gebraucht. Wäre es nach ihm gegangen, hätte ich die Welt schon vor Monaten von viel, viel weiter oben angesehen …

Aber selbst beim Krebs läuft nicht immer alles nach Plan.

## *Mittwoch, 6. September 2017*

Ich bin gerührt, aufgewühlt und unendlich dankbar. Heute ist das Net-Aachen Domspringen, ein international besetztes Stabhochsprung-Meeting auf dem Katschhof vor dem Aachener Dom – für eine Sportarena kann man sich keine schönere Kulisse vorstellen. Das Meeting findet bereits zum 13. Mal statt. Shawn Barber, Marc Hollis, Jeff Hartwig, Danny Ecker, Renaud Lavillenie und viele andere Stars der Stabhochsprung-Szene haben sich in den vergangenen Jahren bereits in die Siegerliste eintragen können.

Diesmal ist der amtierende Weltmeister Sam Kendricks aus den USA am Start, der seiner Favoritenrolle gerecht wird und die 5,80 Meter überspringt. Auch die bereits zurückgetretenen Stars der Stabhochsprung-Szene sind wie immer dabei.

Veranstaltet wird der Event von Michael Mronz. Er holt einen Vertreter der Deutschen Knochenmarkspenderdatei (DKMS) auf die Bühne und erwähnt während seiner Rede auch mich: »Leider fehlt heute ein ganz Großer des Sports, Tim Lobinger. Tim kann nicht dabei sein, weil er gerade anderswo einen großen Kampf kämpft. Ich darf mir erlauben zu sagen: Ich weiß, was das heißt – aus persönlicher, privater Erfahrung. Und leider schafft es nicht jeder. Aber jeder soll die Chance haben, diesen Kampf zu gewinnen. Und wir haben nur dann die Chance, diesen Kampf zu gewinnen, wenn möglichst viele Menschen sich registrieren lassen.«

Jeder spürt, wie emotional berührt Michael Mronz ist. Dann demonstriert er, wie einfach diese Spende abläuft: Wattestäbchen in den Mundraum, rein ins Briefkuvert und abschicken: »Stäbchen rein, Spender sein. Nur weil es Menschen gibt, die sich registrieren lassen, hatten mein Mann Guido Westerwelle und Tim Lobinger die Chance auf ein zweites Leben.«

Leider hat sich die Hoffnung auf ein zweites Leben für Guido Westerwelle nicht erfüllt. Umso bewundernswerter ist es, wie sich Michael Mronz unermüdlich für die Sache einsetzt und Gelegenheiten wie diese zum Spendenaufruf nutzt.

Wer weiß, vielleicht hat sich auch mein Spender aufgrund des Westerwelle-Schicksals typisieren lassen. Es folgt ein großer Applaus für mich, um mich aufzumuntern, mich zu motivieren für das, was ich noch durchzustehen habe – bis meine Geschichte dann hoffentlich in einem Happy End mündet.

Die Vorstellung, dass ich im nächsten Jahr mit dabei sein werde, macht mich ganz schwindelig.

## *Donnerstag, 7. September 2017*

Ich habe Michael Mronz angerufen und mich für seine tolle Aktion bedankt. Eineinhalb Jahre ist es nun her, dass Guido Westerwelle seinen Kampf gegen den Krebs verloren hat. Die Wunden sind noch nicht verheilt, und die Rückkehr in ein normales Leben ist schwer. Michael weiß nur zu gut, was ich durchmache, was meine Familie durchmacht. Er wünscht mir alle Kraft dieser Welt, um den Kampf zu bestehen.

# PAPA HAT KEIN AUA MEHR

## *Sonntag, 10. September 2017*

Was für ein schöner Tag! Wir haben den ganzen Vormittag gespielt. Ich habe gebacken, einen Karottenkuchen nach einem Rezept aus dem Internet – mit einer Frosting-Creme obendrauf! Der Kuchen hat dann auch Joshua geschmeckt, der uns besuchen kam. Er hat für Okki ein FC-Bayern-Trikot mit der »32 Kimmich« auf dem Rücken mitgebracht. Das reicht ihm zwar fast bis zum Boden, aber er wollte es gleich an- und nicht mehr ausziehen.

Traudl kommt mit »Essen auf Rädern« – diesmal Rinderbraten mit Spätzle. An Tagen wie diesen, an denen nichts Besonderes passiert und wir so schön in den Tag hineinchillen können, ist mein Glück perfekt …

## *Dienstag, 12. September 2017*

»Papa, aua?«

Ich habe mein Söhnchen auf dem Arm. Er streichelt meinen Hals, wo mein zentraler Venenkatheter war. Die Stelle ist zwar verheilt, sieht aber noch immer aus wie ein Vampirbiss. Okki fixiert die Wunde und schenkt mir einen mitleidvollen Blick.

Alina ist heute nicht gut auf ihn zu sprechen. Sie war erstmals mit ihm beim Mutter-Kind-Turnen beim TSV Großhadern. Okki hat sich wohl ziemlich ungehobelt gegenüber anderen Kindern benommen, sie herumgeschubst und von den Spielgeräten gedrängt.

»Warum ist er nur so aggro?«, fragt Alina verzweifelt. »Ich hatte pausenlos das Gefühl, ich müsste mich bei den anderen Müttern entschuldigen …«

Ich sehe das nicht problematisch. Nachdem ich mich beim Googeln meiner eigenen Krankheit immer vornehm zurückgehalten habe, suche ich nun im Netz nach Infos zu Okkis Verhalten. Grundtenor: nur keine Panik. Kinder in Okkis Alter können sich sprachlich noch nicht ausdrücken und werden deshalb schnell handgreiflich. Zudem haben Einzelkinder ja wenig Übung darin, ihr Territorium mit anderen zu teilen.

Ich fühle mich schuldig, weil Okki meinetwegen nur beschränkt Kontakt mit anderen Kindern haben darf. Er darf nichts »heimschleppen«, was mich anstecken könnte. Unsere Freunde mit Kindern sind genau gebrieft und sensibilisiert für die spezielle Tim-Situation. Das bedeutet in erster Linie: kein Kinderbesuch, wenn einer der Beteiligten krank ist oder etwas im Anflug ist.

## *Freitag, 15. September 2017*

Blutuntersuchung in der Praxis. Bei aller Routine geht diesen Terminen immer eine ungeheure Nervosität voraus. Ich schlafe schlecht, träume wirr. Fast ärgere ich mich über meine Memmenhaftigkeit. Es läuft doch alles prima, es gibt keinen konkreten Anlass zur Sorge. Warum mache ich mir so in die Hose?

Auch dieser Tag bestätigt, dass meine Ängste unbegründet sind. Die Werte – vorbildlich. Doc Haus freut sich von Herzen über das Ergebnis. Fieber, Übelkeit, Erbrechen, Durchfall – Fehlanzeige.

Dann erläutert er das weitere Vorgehen: »Tim, wir müssen immer noch hart am Wind segeln«, versichert er.

Abgesehen von der Tatsache, den perfekten Spender gefunden zu haben, war es mein größtes Glück, dass ich krebsfrei in die Transplantation gehen konnte.

»Das klappt nur bei einem Drittel der Patienten«, erläutert Doc Haus.

Damit bestätigt er noch einmal, was mir auch Dr. Verbeek nach meiner Entlassung aus der Isolationsstation mitgeteilt hat.

Die größte Gefahr in meiner momentanen Situation ist eine Infektion. Doc Haus betont, wie ernst ich dieses Risiko nehmen muss. Tolle Blutwerte hin oder her: Mein Immunsystem ist so verwundbar wie das eines Neugeborenen. Also: keine Risiken eingehen, auch wenn ich mich noch so gesund fühle. Leichtsinn kann verheerende Konsequenzen haben. Er empfiehlt eine »Umgebungsimpfung« – also eine baldmögliche Grippeimpfung für meine Familie und die mir nahestehenden Personen.

## *Sonntag, 17. September 2017*

RB Leipzig hat gestern zusammen mit der Deutschen Knochenmarkspende (DKMS) eine große Registrierungsaktion durchgeführt. Die Mannschaft und die Mitarbeiter des Vereins haben sich bereits als potenzielle Stammzellenspender registrieren lassen und haben nun beim Bundesliga-Heimspiel gegen Borussia Mönchengladbach die Fans zum Spenden aufgerufen. »Alle 15 Minuten erkrankt ein Mensch an Blutkrebs. Im Kampf gegen diese lebensbedrohliche Krankheit kann ein Sieg nur dann herausspringen, wenn alle etwas tun«, heißt es in dem Aufruf.

Die Typisierung konnte vor und nach dem Spiel im Zelt der DKMS auf der Festwiese am Glockenturm vorgenommen werden. Insgesamt hat die Aktion zu rund 700 Neuregistrierungen geführt.

Es erfüllt mich mit Dankbarkeit, dass mein ehemaliger Arbeitgeber meine Krankheit zum Anlass genommen hat, Menschen zum Spenden zu animieren.

Vorgestern ist die Alaska-Familie in München eingetroffen: Brigittes Mann Chris mit seinem Sohn CJ, dessen Frau Julia und den beiden kleinen Kindern. Chris wird bis zum nächsten Frühjahr bleiben, CJ und

Familie zwei Wochen. Was haben wir uns auf das Zusammentreffen der Kinder gefreut, die ja via Facetime schon oft miteinander kommuniziert haben. Aber vorerst wird nichts daraus. Denn Chris hat aus Alaska Halsschmerzen mitgebracht, die sich vermutlich zu einem Husten auswachsen werden, und die kleine Brekken ist erkältet.

Das heißt: Tim darf leider nicht mitspielen, Tim muss draußen bleiben.

## *Sonntag, 24. September 2017*

In den letzten Tagen habe ich mir einige herbe Anpfiffe von Alina und Traudl eingehandelt. Ich habe meiner unbändigen Lust auf Tomaten mit Mozzarella nachgegeben. Eigentlich steht rohes Gemüse auf der Verbotsliste und der Mozzarella erst recht. Dann habe ich ein Stück rohes Putenfleisch angefasst und unter fließendem Wasser gewaschen. Auch das steht auf der No-go-Liste ziemlich weit oben.

Ich habe nichts zu meiner Verteidigung beizutragen. Aber mein augenblickliches Wohlgefühl vermittelt mir dieses herrliche Gefühl von Normalität – auch wenn die Ratio verständnislos den Kopf schüttelt. Ich bin geständig, versuche mich gar nicht groß zu rechtfertigen. Es war einfach die Verlockung, die Zwänge mal Zwänge sein zu lassen. Klar, auch ohne Tomaten mit Mozzarella und ohne Hautkontakt mit diesem Stück Pute hätte meine Lebensqualität keinen Schaden genommen. Es war einfach der Ausdruck meiner Lebensfreude, meines Übermuts.

»Leichtsinn kann verheerende Konsequenzen haben«, höre ich Doc Haus sagen.

Okay, ihr habt ja recht.

Das Wohlfühlen hängt sicher auch damit zusammen, dass die Medikamente jetzt doch immer mehr reduziert werden können.

»Wir versuchen, den Spender allmählich von der Leine zu lassen«, wie es Doc Haus formuliert.

Gleichzeitig warnt er mich bei jedem Besuch, den 100-Tage-Zeitraum stets im Hinterkopf zu behalten, der ab dem Tag der Transplantation gezählt wird. In dieser Zeit kann noch alles passieren, was den bisherigen Therapieerfolg mit einem Schlag zunichtemachen könnte.

Was bedeutet, dass ich mich noch bis Mitte Dezember am Riemen reißen muss. Und auch dann sind wir noch weit von der endgültigen Entwarnung entfernt. Die akute Infektionsgefahr geht dann allmählich zurück, die Krebszellen könnten trotzdem wieder in meinem Blut auftauchen.

## *Freitag, 29. September 2017*

Eine schreckliche Nacht liegt hinter mir. Stundenlang habe ich wach gelegen und mich mit nie gekannter Übelkeit gequält. Ich bin ständig auf die Toilette, weil ich meinte, mich jeden Moment übergeben zu müssen. Aber nichts passierte, die Übelkeit blieb.

Irgendwann habe ich ein wenig Schlaf gefunden, bis eine neue Übelkeitswelle über mich hereinbrach. Und endlich konnte ich mich erleichtern.

Eigentlich wollten wir heute nach Kössen fahren, letzte Chance für ein Wiedersehen mit CJ und Familie, bevor sie nach Alaska zurückfliegen. Ich habe CJ und Julia zuletzt vor elf Jahren auf Brigittes und Chris' Hochzeit gesehen. Chris und Brigitte haben »meine« Terrasse mit einem neuen Holztisch und Stühlen aufgepimpt. Alles war bereit für eine kleine Cocktailparty im Garten.

Aber es gibt keine Party, zumindest nicht mit mir. Immerhin habe ich kein Fieber, sonst hätte mich Alina gleich in die Klinik bringen müssen. Ich schreibe Doc Haus eine Nachricht. Seine Antwort kann mich etwas beruhigen: Wahrscheinlich habe ich ein Lebensmittel nicht vertragen, das sollte sich aber im Laufe des Tages wieder einrenken. Falls die Übelkeit zurückkommt, soll ich mich noch einmal bei ihm melden.

## *Montag, 2. Oktober 2017*

Alina ist ziemlich sauer auf mich, weil ich nach dem gesundheitlichen Zwischenfall am Wochenende schon wieder Kunden trainiere. Sie hält das für extrem fahrlässig.

Aber ich traue mir die Belastung zu. Vor allem möchte ich langsam wieder in den Arbeitsalltag zurückfinden. Und ich möchte wieder Geld verdienen.

Natürlich könnte ich mich bis Weihnachten wegsperren. Aber solange ich kein eindeutiges Verbot von den Ärzten bekomme, verlasse ich mich auf mein Gefühl. Und dieses subjektive Sicherheitsgefühl, in dem ich mich wähne, ist nicht immer deckungsgleich mit dem von Alina.

Auch meine Entscheidung, bei diesem schönen Wetter mit der Vespa in den FT-Club zu fahren, hat bei ihr nur Kopfschütteln ausgelöst.

»Wer muss dich dann wieder betütteln, wenn du die ganze Nacht über der Kloschüssel hängst?«, meint sie.

Einmal Sturschädel, immer Sturschädel.

Karin und Georg haben für mich T-Shirts produzieren lassen. Vorne steht FIGHT und auf der Rückseite #highfivetolife. Karin verkauft die Shirts auf ihrer Constantly_K-Homepage, der Erlös soll mir zugutekommen. Einmal mehr bin ich baff, was sich meine Freunde einfallen lassen, um mich zu motivieren und zu unterstützen.

## *Donnerstag, 5. Oktober 2017*

Was für ein herrlicher Herbsttag in den Tiroler Bergen! Gestern bin ich mit Okki alleine nach Kössen zu Chris und Brigitte gefahren.

Ich habe Chris seit seiner Rückkehr aus Alaska noch nicht zu Gesicht bekommen, weil er ja mit Husten hier eingetroffen war und ich mich von ihm fernhalten musste. Es war ungewöhnlich warm, bis 26 Grad. Chris hat mich erneut mit Komplimenten für die Terrasse überschüttet. Ich saß lange mit ihm auf den frisch gestrichenen Stühlen, nach langer Zeit haben wir endlich wieder einmal ausgiebig gequatscht.

Über meine Krebsstory war er ja hinreichend informiert. Es scheint, als würde an meinem Schicksal die Hälfte der Bevölkerung Alaskas teilhaben. Dennoch war es ihm wichtig, von mir persönlich zu hören, wie viel Zuversicht ich im Augenblick spüre, und ich umgekehrt wollte von ihm hören, wie es ihm so geht mit seinem neuen Knie.

Okki hat mit seiner Oma eine große Dorfrunde gedreht: die Ziegen und Hühner beim Nachbarbauern mit Brot gefüttert, die Kälber gestreichelt, auf der Weide die schönen Norika-Pferde bewundert, vor denen Okki großen Respekt hat.

Ich schlage vor, am Abend noch einmal zu grillen. Wer weiß, vielleicht ist das der letzte schöne Draußen-Tag für längere Zeit.

Okki ist ganz gewissenhaft. Er will überall mithelfen, Chris beim Lasieren des Terrassenbodens, Brigitte beim Abschneiden der Farne im Beet vor dem Haus, mir beim Brennholz-Stapeln für den Kachelofen. Immer wieder fährt der Wind in die Bäume, woraufhin das Herbstlaub zu Okkis größter Freude nur so durch die Luft wirbelt. Immer wieder schaut er rüber zum Unterberg, ob er einen Paragleiter entdeckt. An warmen, sonnigen Herbsttagen wie diesem ist die Thermik besonders gut, da braucht man nicht lange am Himmel zu suchen.

»Paragleiter, Paragleiter!«, jubelt er in einem fort.

Jetzt ist die Phase des Alles-Nachplapperns angebrochen. Wie schön. Während ich ihm so zusehe, überfällt mich wieder die Rührung, weil ich hier sein darf.

Vor einem halben Jahr stand noch alles auf der Kippe.

### *Dienstag, 10. Oktober 2017*

Heute hatte ich drei Kunden beim Training.

Es tut mir so gut, wieder ganz normal meinen Job machen zu können, ohne Einschränkungen, ohne Cancer-Mitleids-Bonus. Natürlich freue ich mich über die Komplimente meiner Trainingskunden, wie gut ich wieder aussähe, wie sehr ich wieder »ganz der Alte« sei. Aber die Anerkennung ist nicht die eigentliche Motivation. Für mich ist am wichtigsten, dass ich mich wieder spüren und auspowern kann. Es kommt mir vor, als schälte sich mein Körper nach und nach aus den Medikamentennebeln heraus.

Abends gehe ich mit Joshua und seiner Freundin Lina ins »Busento«, zu meinem Lieblingsitaliener. Lina wurde von Joshua so halbwegs auf dem Laufenden gehalten, was meine Krankheit betrifft. Aber sie hat viele Fragen zu meinem Krankheitsbild. Die Antworten erschüttern sie sichtlich. Immer wieder steigen ihr Tränen in die Augen, obwohl ich sachlich und ohne Effekthascherei berichte.

Joshua meint, er habe sich das vorher nie zu fragen getraut, aber: »Tim, hattest du zwischendurch Angst, dass du es nicht schaffst?«

Ich muss überlegen, will ihm eine ehrliche Antwort geben: »Angst vor dem Sterben hatte ich nie. Eher habe ich versucht, mich mit dem Tod zu arrangieren. Ich hatte ein gutes, erfülltes und extrem ereignisreiches Leben. Vielleicht, dachte ich, sollte es das für mich gewesen sein. Nicht jeder kann, nicht jeder muss 80 oder 90 Jahre alt werden.«

Doch es gibt dieses Aber. Es gibt dieses Gefühl von schreiender Ungerechtigkeit.

»Wenn ich im Himmel oder sonst an einem Platz außerhalb dieser Welt bin, dann kann ich Okkert nicht aufwachsen sehen. Dann werde ich nicht erleben, wie Fee und Tyger ihr Leben gestalten.«

Wie immer versagt mir an diesem Punkt die Stimme. Aber Joshua hat es gehört, und das ist mir wichtig, weil es den Kern meiner Gemütsverfassung am besten und ehrlichsten zum Ausdruck bringt.

## *Montag, 16. Oktober 2017*

Was ich bisher nicht genügend erwähnt habe, sind die für mich so unbeschreiblich wichtigen Gespräche mit »meinem Doc Haus«, Andreas Hausmann. Er nimmt sich so oft es geht die Zeit, ausgiebig mit mir zu plaudern und mir nicht lediglich die aktuellen Blutwerte oder die nächsten Behandlungsschritte mitzuteilen. Er versteht es, mir die Besonderheit meiner Krankheit und die von ihr ausgehende Bedrohung behutsam und verständlich nahezubringen. Ich muss nicht befürchten, dass er mir etwas verschweigt. Er beschönigt nichts, macht mir keine Angst. Seine Offenheit wirkt beruhigend – auch wenn die nackten Tatsachen ein rundum beruhigendes Gefühl gar nicht rechtfertigen.

Heute haben wir wieder so ein langes, intensives, aufwühlendes und unter dem Strich sehr befreiendes Gespräch. Meine Blutwerte geben keinerlei Anlass zur Beunruhigung, und Doc Haus kann erneut bestätigen, dass wir auf einem guten Weg sind. Dann lädt er mich ein, Fragen zu stellen, die mir möglicherweise unter den Nägeln brennen.

Natürlich lautet die Frage aller Fragen, ob ich Chancen habe, wieder ganz gesund zu werden. Das kann Doc Haus sehr überzeugend bestätigen: »Tim, die Therapie hätte nicht besser verlaufen können. Dank deiner körperlichen Konstitution und deiner kämpferischen Einstellung hatte ich ehrlich gesagt in keinem Stadium der Behandlung große Zweifel, dass du alles gut packen wirst. Auch deine Organe sind mit diesen Unmengen an Medikamenten fertiggeworden. Das ist wirklich erstaunlich. Deine Chancen stehen wirklich gut. Aber du darfst eines nicht vergessen: Wir haben es mit der gefährlichsten Form von Leukämie zu tun. Du wirst mit der Ungewissheit leben müssen, ob da nicht noch böse Blutzellen lauern. Irgendwelche Schläfer, die – wenn alles gut geht – den Schlaf der Gerechten schlafen. Irgendwelche Fliegerbomben, die eben nicht hochgehen, auch wenn man sie nicht eigens entschärft. Natürlich hoffen und bauen wir darauf, dass das nicht der Fall ist. Und wenn, dass das neue Immunsystem die Übeltäter erkennt und unschädlich macht.«

Ich frage ihn, wie es mit der Infektionsgefahr aussieht. Ob eine harmlose Erkältung noch lebensbedrohliche Folgen haben könne?

Doc Haus meint, dieses Problem sehe er bei mir nicht mehr wirklich. Natürlich solle ich jeder Ansteckungsgefahr aus dem Weg gehen – daher auch sein Rat, mit Okkis Kita-Betreuung noch ein paar Monate zu warten.

Mit jedem Gespräch wird mir klarer, was die Mediziner hier leisten. Auch wenn wir uns alle sehr erleichtert fühlen, so bin ich alles andere als aus dem Schneider. Gut, die neuen Spenderzellen sind von meinem Körper angenommen worden und haben mit der Arbeit begonnen. Sie produzieren gesundes Blut, ohne Unterlass, in der gewünschten Menge und Qualität. Aber noch immer brauche ich die Immunsuppressiva, um die Abwehrreaktionen in Schach zu halten. Aktuell leide ich unter einem sehr unangenehmen Hautausschlag. Dem könnte man mühelos beikommen, indem man die Dosis der Immunsuppressiva wieder erhöht. Aber was ist wichtiger: den Hautausschlag wegzukriegen oder das neue Immunsystem weiter von der Leine zu lassen?

Das erklärte Ziel von Doc Haus ist, die Medikamente zügig, also binnen der nächsten Monate oder Wochen gen null zu reduzieren. Erst wenn die neuen Zellen nicht mehr als fremd betrachtet werden, hat mein neues Immunsystem die Aufnahmeprüfung bestanden. Erst dann wird es in der Lage sein, böse Zellen aufzuspüren und zu vernichten.

Der schmale Grat, auf dem ich seit Beginn der Krebsbehandlung schreite, hat sich längst noch nicht zu einem gemütlichen Wanderweg verbreitert. Natürlich hoffe ich, dass sich die Situation im Laufe der Zeit entspannt. Aber ich werde mich darauf einstellen müssen, dass ich bis zum Ende meines Lebens regelmäßig mein Blut nach bösartigen Zellen untersuchen lassen muss.

Beim Hinausgehen sagt Doc Haus: »Tim, so gut das alles bei dir auch gelaufen ist: Deine Form der Leukämie ist extrem bösartig. Du wirst nie die Sicherheit haben, dass du sie endgültig besiegt hast.«

## *Freitag, 20. Oktober 2017*

Herrliche Tage in Kössen. Ich repariere dies und das, Alina recht das Laub zusammen und packt es in die Plastiktonne.

Die Family ist gerade auf einem Spaziergang, als zwei junge Frauen vor der Tür stehen.

»Ja bitte?«

»Grüß Gott, wir wollten uns mit ihnen über das Sterben unterhalten.«

Okay, das ist jetzt nicht gerade das Plauderthema, mit dem ich an diesem unbeschwerten Tag gerechnet hätte.

»Die Bibel hat viele Antworten darauf.«

Was soll ich den beiden sagen?

Ich murmle etwas von »Passt jetzt gerade schlecht …«.

Die Ladys nehmen es sportlich, sind an Abwimmelreaktionen dieser Art vermutlich gewohnt. Sie verabschieden sich freundlich und drücken mir noch einen Flyer in die Hand: »Verlust und Trauer – ist mit dem Tod alles vorbei?« Im Innenteil dann Bibelzitate.

Allerheiligen rückt näher, da darf ich Begegnungen dieser Art nicht persönlich nehmen.

## *Freitag, 27. Oktober 2017*

Morgen ist Okkis Geburtstag. Ich bin aufgeregter als er. Sein und mein Geburtstag waren während der vergangenen Krebsmonate die leuchtend roten Rettungsbojen, nach denen ich mich kurz vor dem Ertrinken ausgestreckt habe. Wie oft habe ich mir im Hinterstübchen die bange Frage gestellt, ob ich den zweiten Geburtstag meines Sohnes miterleben darf. Und nun bin ich hier. Fit wie ein Turnschuh – oder sagen wir mal: relativ fit – und in der Lage, die Feier für ihn mit vorzubereiten.

Meine Brownies haben sich mittlerweile zu meinem kulinarischen Markenzeichen gemausert. Klar, dass sie auch an diesem Tag nicht fehlen dürfen.

Als Okki für seinen Mittagsschlaf ins Bett gegangen ist, baue ich die Kinder-Küche zusammen, die ihm die Urgroßeltern geschenkt haben. Er liebt es, beim Kochen und Abwaschen mitzuhelfen. Also braucht er sein eigenes Ding. Ich werde morgen die Geburtstagsfeier meines kleinen Sohnes mitorganisieren und nicht der kranke Papa sein, der sich das Ganze aus der Couch-Horizontale ansehen muss.

Am Nachmittag treffen meine Eltern ein. Erstaunlich, wie freudig Okki seine Großeltern aus Meckenheim begrüßt, die er ja denkbar selten sieht. Vermutlich hat er irgendwie abgespeichert, dass es dann immer tolle Geschenke gibt.

## *Samstag, 28. Oktober 2017*

»Zum Geburtstag viel Glück, zum Geburtstag viel Glück. Zum Gebuuurtstag, lieber Okkert, zum Geburtstag viel Glück.«

Es geht Schlag auf Schlag. Vormittags kommen meine Eltern und Tyger, Oma Brigitte und Chris gesellen sich dazu. Es gibt ein großes Hallo, und Okki muss den Neuankömmlingen aufgeregt seine Geschenke präsentieren.

Nachmittags – meine Eltern und Tyger haben sich in Richtung Meckenheim verabschiedet – kommen Johanna und Bene mit ihren Kindern Lotta und Toni. Eine größere Fete haben wir meinetwegen verworfen. Denn immer noch gilt: je mehr Kita-Kinder, desto größer das Ansteckungsrisiko.

Aber so ist es perfekt. Draußen bläst der Herbststurm, und ich versuche mein Glück mit dem grünen Flugdrachen. Mensch, wie lange habe ich das nicht mehr gemacht! Ich laufe los und freue mich wie ein kleines Kind, den Wind in meinen Händen zu spüren. Dann übergebe ich die Schnurspindel an Okki, der mich wild protestierend verfolgt hat. Nicht Papa soll den Drachen steigen lassen. Er will das ganz allein machen und lässt sich auch jetzt nur ungern helfen, wenn sein Drachen aus dem böigen Wind herabfällt und sich in den Grasboden bohrt.

Wir essen, trinken, albern, quasseln, lachen. Leukämie, was war das noch gleich? So leicht kann sich das Leben anfühlen.

Die Freunde brechen langsam auf. Alina begleitet sie nach draußen. Ich lasse mich im Wohnzimmer auf die Couch fallen und betrachte voller Wohlgefühl das Chaos um mich herum. Legosteine überall. Autos, Traktoren, ein riesiger gelber Kran, Teile einer Holzeisenbahn, Teller mit Kuchenresten, Limo-Becher, Unmengen von Geschenkpapier ...

Okki kommt auf meinen Schoß gekrabbelt. Seine Bäckchen glühen von den Aufregungen des Tages. Er nestelt am Ausschnitt meines T-Shirts und zieht ihn nach unten. Dann deutet er mit dem Zeigefinger genau auf die Stelle, an der mein ZVK-Zugang lag und wo er so oft ein Pflaster hat kleben sehen.

»Papa Aua?«, fragt er und sieht mich voller Sorge an.

Ich wuschle ihm mit der Hand durch die Locken und gebe ihm einen Kuss.

»Nein, mein Schatz. Papa hat kein Aua mehr.«

# EINER WILL GEWINNEN

## *Im Februar 2018*

Mir war schon klar, dass ich es mir in meinem neuen Leben nie wieder so richtig bequem machen konnte. Dafür ist meine spezielle Form der Leukämie einfach zu heimtückisch, zu unberechenbar. Aber ich habe mir fest vorgenommen, mir von dieser tickenden Zeitbombe nicht alles versauen zu lassen. Auch ein Dauer-Damoklesschwert muss man gelegentlich ausblenden und so tun, als ob es nicht existiert.

Guter Plan. Aber dem Krebs gefiel er nicht. Leider hielt sich die stille Bedrohung nicht lange im Verborgenen. Am 18. Januar 2018 stand erneut ein Termin zur Knochenmarkpunktion an. Wie schon mehrmals erwähnt, ein Prozedere, das nicht in den Top Ten meiner schönsten Erlebnisse vertreten ist …

Die Schmerzen der Prozedur waren das eine. Schwerer wog die Sorge um meine erneut schlechten Blutwerte. Es waren wieder die Blutplättchen, die in den Keller gerauscht waren. Daneben plagten mich ein hartnäckiger Husten, Augenschmerzen und eine extrem unangenehme Lichtempfindlichkeit. Nach allem, was ich im letzten Jahr mitgemacht hatte, wurden solche Symptome bei mir eigentlich im Ordner »Nebensächlichkeiten« abgeheftet. Aber als mich Dr. Andreas Hausmann am 19. Januar 2018 anrief und mich bat, gleich in die Praxis zu kommen, wusste ich, dass wir es ganz und gar nicht mit Nebensächlichkeiten zu tun hatten.

In der Knochenmarkprobe waren wieder Krebszellen gefunden worden.

Was mich an dieser Information am meisten schockierte, war eine Form der Ratlosigkeit bei Doc Haus, die ich bisher nicht an ihm erlebt hatte. Bisher schien er immer alles im Griff gehabt zu haben. Aber jetzt waren erneut Krebszellen aufgetaucht, und das versetzte auch meinen sonst so coolen Arzt in ungläubiges Staunen.

Mit einer so frühen Rückkehr hatte niemand gerechnet.

Jetzt ist alles aus, war mein erster Gedanke. Wie in Trance hörte ich mir die Doc-Haus-Infos an: Es gab wohl drei verschiedene Ansätze, um auf diese neue Attacke zu reagieren. Wieder Chemo, möglicherweise eine weitere Stammzelltransplantation … mir wurde schwummrig im Kopf.

Ich konnte mir nicht vorstellen, das noch einmal zu schaffen.

Die folgenden vier Tage bis zum nächsten Praxistermin waren ein Albtraum. Eine fast unerträgliche Schockstarre. Meine Gedanken drehten sich ums Sterben. Ausschließlich. Würde ich Schmerzen haben? Würde es schnell gehen? Was musste ich noch erledigen?

Wie schon damals bei der Erstdiagnose im März zog Oma Brigitte bei uns ein. Sie schlug vor, Okki mit nach Kössen zu nehmen, damit ich zur Ruhe kommen könnte. Aber das wollte ich nicht. Ich wollte auf keinen Fall von meinem Sohn getrennt sein. Ich konnte ihn nicht hergeben – weil ich ihn möglicherweise bald für immer würde hergeben müssen.

Oma blieb also bei uns.

Ich merkte, wie nahezu unmöglich es für Alina war, in die Rolle der Trösterin, der Gute-Laune-Verbreiterin zurückzufinden. Sie war gebrochen, ebenso wie Brigitte.

Am Sonntagmorgen beim Frühstück gab es dennoch etwas zu lachen. Zumindest in der Abteilung Galgenhumor: Nachdem ich am Samstagabend mit Okki ins Bett gegangen war, hatten Alina und Brigitte sich *Deutschland sucht den Superstar* angesehen, um von den düsteren Gedanken wegzukommen. Und wer trat als erster Kandidat vor die Jury? Ein Bestatter. In dem Einführungs-Clip trug er ständig eine Urne vor sich her. Und auch die nächste Kandidatin hatte es mit dem Tod: Sie interpretierte »Zombie« in Erinnerung an die Cranberries-Sängerin Dolores O'Riordan, die vor ein paar Tagen gestorben war.

Der Schuss mit der Ablenkung ging also voll nach hinten los.

Ich ertappte mich dabei, dass ich das Angebot eines 24-Monate-Vertrags meines Handy-Anbieters mit Schulterzucken verwarf. Waren 24 Monate für mich überhaupt noch relevant?

Auf Traudls Küchentisch lag der aktuelle *Stern*, darin die Titelgeschichte: »So wird unsere Zukunft«. Ranga Yogeshwar grinste mir entgegen. Mir kam das surreal vor.

Ich war raus aus dem Zukunftsspiel.

Die Angst setzte sich in mir fest. Angst vor dem, was kommen würde. Angst vor dem Leiden. Angst vor dem Tod. Angst, meine Familie endgültig zu verlieren. Der stumme Schmerz legte sich wie ein schwerer Mantel über uns. Auch Okki war ungewöhnlich in sich gekehrt. Er, unser kleiner Strahleturbo, saß eine halbe Stunde lang fast reglos auf Alinas Schoß, während wir »darüber« redeten. Als Oma Brigitte vom Einkaufen zurückkam, lief er ihr entgegen und erklärte ihr noch an der Eingangstür: »Mama und Papa ganz traurig.«

Es brach mir fast das Herz.

Doch irgendwann musste Schluss sein mit der Endzeitstimmung.

Bei meinem nächsten Praxisbesuch klang Dr. Andreas Hausmann schon etwas zuversichtlicher.

»Wir greifen noch mal an, Tim!«, sagte er kampflustig und erläuterte mir den neuen Fahrplan, den er in Rücksprache mit den Kollegen vom Klinikum rechts der Isar ausgearbeitet hatte.

»Ja«, sagte ich, »ich bin dabei.«

Es galt nicht nur, dem zurückgekehrten Krebs den Garaus zu machen. Wir mussten auch etwas gegen die höllischen Augenschmerzen tun. Vielleicht eine Krebs-Abwehrreaktion. Vielleicht etwas anderes. Auf alle Fälle: Folter pur.

Ich nehme bereits wieder Chemo-Tabletten. Wenn sie die neuen Krebszellen ausradieren können, bleibt mir eine Chemo-Infusion vielleicht erspart. Die Infusion würde mein gerade in Schwung kommendes Immunsystem wieder zerstören, und das wäre ein großer Rückschritt. Mir bliebe allerdings keine andere Wahl, da die Bekämpfung der Krebszellen gerade Priorität hat.

So wie es aussieht, können die Behandlungen ambulant durchgeführt werden, vorausgesetzt, die Nebenwirkungen werden nicht zu heftig. Die Aussicht, dass mir längere Krankenhaus-Aufenthalte erspart bleiben, ist etwas Balsam auf meine geschundene Psyche.

Ich kann im Augenblick nicht sagen, wie es mit mir weitergeht. Und leider auch: ob es weitergeht. Ich versuche, meine Alltagsroutine aufrechtzuerhalten, die aus Trainings und anderen Geschäftsterminen besteht. Ich muss Geld verdienen. Ich muss an meine Zukunft denken, auch wenn sich dieser Gedanke in vielen Momenten fast zynisch anhört.

Mir ist in den letzten Tagen klargeworden, dass meine Kämpfernatur schwer angeschlagen ist. Ich möchte weiterkämpfen. Aber ich weiß nicht, ob mein Körper nicht irgendwann die weiße Fahne der Kapitulation hochhalten wird. Alina und ich haben uns über Paten für Okki unterhalten. Falls Okki einmal keine Eltern mehr haben sollte – wir brauchen ein Auffangnetz für ihn. Wir werden das umgehend angehen.

Da steh ich nun, ich armer Tor … und bin so ratlos wie nie zuvor. Dass der Krebs mein Leben komplett auf den Kopf gestellt hat, war mir schon seit Langem klar. Aber dass er jetzt auf dem zarten Pflänzchen »Hoffnung aufs Weiterleben« herumtrampelt, kann und will ich ihm nicht verzeihen.

»Papa Aua?«

»Papa hat kein Aua mehr«, habe ich meinem Sohn Okkert an seinem zweiten Geburtstag noch voller Zuversicht sagen können.

Jetzt wüsste ich nicht, was ich ihm auf diese Frage ehrlich antworten sollte.

Der Krebs hat mir keine Lektion erteilt. Ich finde, damit würde ich ihm eine Kompetenz zubilligen, die ihm nicht zusteht. Aber ich habe etwas gelernt in den vergangenen Monaten. Ich habe meine Schlüsse gezogen aus dieser extremen Zeit.

Ich nehme nichts mehr als selbstverständlich hin. Ich lasse mich von den Kleinigkeiten nicht mehr aus der Ruhe bringen.

Ich habe so viel Mitgefühl, Fürsorge, Zuwendung und Aufmerksamkeit für meine Bedürfnisse erfahren, dass ich mich selbst nicht mehr im Mittelpunkt sehe.

Der Krebs hat meine Ehe nicht retten können, wie auch. Aber er hat Alina und mich zu einem unschlagbaren Team zusammengeschweißt.

Sicher haben die Rahmenbedingungen dazu beigetragen, dass ich überhaupt noch am Leben bin. Die denkbar beste medizinische Betreuung. Mein relativ junges Alter. Meine leistungssportliche Physis.

Aber der entscheidende Grund ist: dass ich leben wollte. Ich habe mich standhaft geweigert, mich mit dem Gedanken an den Tod anzufreunden. Das wollte ich nicht. Um keinen Preis. Weil es Menschen gibt, denen ich mit meinem Fortgehen große Schmerzen zufügen würde.

Daher war Verlieren keine Option für mich.

# DANKSAGUNG

Meine Freunde: Nach einem so intensiven Jahr ist mir das Dankeschön ein großes Anliegen. In schwierigen Zeiten wie diesen ist Hilfe und Unterstützung nicht selbstverständlich, auch wenn das oft so scheint. Der Krebs hat unermüdlich versucht, mir Lebensfreude, Zuversicht, Selbstbestimmung und Hoffnung zu rauben. Dass ich mich dagegen zur Wehr setzen konnte, ist auch euer Verdienst. Ihr habt bedingungslos die Last gemeinsam mit mir getragen. Das werde ich euch nie vergessen.

Meine Helden vom Klinikum rechts der Isar: Liebe Ärzte, Schwestern, Pfleger und Therapeuten! Ihr macht einen so großartigen Job, ihr habt mich mit so viel Empathie beschenkt und mich in meinen verzagten Momenten aufgefangen. So etwas kann man nicht lernen. Dafür muss man geboren sein.

Dr. Mareike Verbeek: Sie haben als leitende Transplantationsärztin nicht nur das Wunder mitverantwortet, mit einem neuen Immunsystem mein Weiterleben zu ermöglichen. Sie standen mir auch bei der Buchproduktion mit Ihrem Expertenrat stets zur Seite und haben mir die komplexe Materie so erklären können, dass ich und hoffentlich auch die Leser nun alles verstehen.

Dr. Andreas Hausmann, mein »Doc Haus«: Die vielen Besuche in der Praxis hätten trotz der naturgemäß unerfreulichen Gesamtsituation nicht angenehmer sein können. Deine souverän-lockere Art und dein ehrlicher, freundschaftlicher Umgang mit mir sowie dein tolles Team haben mir durch viele dunkle Täler geholfen. Dein ungeheures Fachwissen kam nicht nur meiner Genesung zugute, sondern auch diesem Buch. Du hast viele Verständnislücken schließen können.

Sebastian Buchinger: Du hast mir von der ersten Minute an viel Kraft gegeben und die Angst genommen. Du hast mich besser unterhalten als jeder Privatsender und mehr Nachrichten auf mein Handy geschickt als irgendjemand sonst. Du warst und bist ein toller und treuer Freund. Ich weiß, was du beruflich um die Ohren hast. Und trotzdem hast du immer die Zeit gefunden, um nach mir zu schauen. Weil es für dich eine Herzensangelegenheit war.

Danke auch für deine hervorragende Beratung und die Koordination meiner Öffentlichkeitsarbeit. Was du machst, hat Hand und Fuß und genießt mein absolutes Vertrauen.

Brigitte: Du bist nicht nur meine aufopferungsvolle Schwiegermutter, sondern auch die Co-Autorin dieses Buches. Das Tagebuch aufzuschreiben, war das eine. Bei der Nachbearbeitung den Finger immer wieder in die Wunde zu legen, das andere. Du hast hier auf eine ganz besondere Art und Weise agiert. Du hast die perfekte Balance zwischen deiner Verantwortung als Mutter von Alina, Oma von Okkert, Schwiegermutter des Krebspatienten Tim einerseits und der Umsetzung des Buches andererseits gefunden. Du hast dich getraut, Dinge zu hinterfragen, die längst im dunklen Hinterstübchen meines Innersten versteckt waren. Deine Einfühlsamkeit gepaart mit deiner professionellen Recherche und dem unermüdlichen Nachhaken bei mir und den Ärzten haben das Buch wachsen und gedeihen lassen – auch wenn du öfter am Rand der Belastbarkeit standest, als du je zugeben wirst.

Alina: Was du ertragen hast, ist wahrscheinlich kaum zu ertragen. Du hast mir die Kraft gegeben, die schweren Behandlungen mit Würde zu überstehen und den Kopf immer möglichst weit oben zu haben. Mit deinem einmaligen Humor hast du eine Leichtigkeit in diese erdrückenden Phasen gebracht, die für mich unbezahlbar war. Ich konnte mich in der ganzen Zeit, wie in all den Jahren zuvor, blind auf dich verlassen. In den Momenten, in denen mir die Kraft zum Reden fehlte, hast du die erdrückende Stille vertrieben. Du hast für mich die Ringmauer aufgebaut, die mich beschützt hat. Du hast mich gestützt, wenn ich am Einknicken war, obwohl du selbst oft am Straucheln warst. Der Krebs hat wie ein Krake mit seinen Fangarmen auch nach dir geschlagen und deinen Alltag, deine Pläne vorerst außer Kraft gesetzt. Dein Blick hat mir die Angst genommen. Du hast mir die Hoffnung gegeben, wenn ich sie nicht finden konnte. Du hast das Feuer für den Wunsch nach dem Leben immer bewacht und neu angeheizt. Du warst und bist mein größtes Glück im Unglück.

Mein Spender: Ich hoffe, ich lerne dich kennen und bekomme Gelegenheit, dir zu danken. Ohne deine Stammzellenspende hätte es für mich nicht den Hauch einer Chance auf ein Weiterleben gegeben. Und ich hoffe, mit diesem Buch viele Menschen zu motivieren, sich typisieren zu lassen, so wie du es einmal getan hast, um einem Leukämiekranken wie mir ein neues Leben zu schenken.

# ZUM AUTOR

Tim Lobinger wurde am 3. September 1972 in Rheinbach (Rheinland) geboren. Seine Eltern, Martina und Achim Lobinger, waren selbst aktive Leichtathleten und gründeten die LG Meckenheim. Er kam früh mit dem Stabhochsprung in Berührung, erzielte mehrere Schüler- und Jugendrekorde und sprang mit 22 Jahren in die Weltspitze.

Als erster Deutscher hat Tim im Freien die magische 6-Meter-Marke (1997) übersprungen, was bis heute nur wenigen Athleten gelungen ist. Er war 15-mal Deutscher Meister, Hallen-Weltmeister (2003), Hallen-Europameister (1998 und 2002), Vize-Europameister (1998 und 2006), siebenfacher WM-Teilnehmer, vierfacher Olympiateilnehmer, Weltfinal- und Europacup-Sieger. Er galt als Exzentriker, Modellathlet und streitbarer Geist. Bei TV-Übertragungen sorgte die »Stabhochsprung-Boy-Group« um Tim Lobinger stets für Top-Einschaltquoten. Durch gute Sponsorenverträge und Preisgelder war er ein Spitzenverdiener innerhalb der Leichtathletik.

Nach dem Ende seiner Sportlerkarriere wurde Tim 2012 leitender Athletiktrainer bei RB Leipzig und war am Aufbau des Profi- und Nachwuchsleistungszentrums maßgeblich beteiligt. Er begleitete den Verein aus der Regionalliga bis in die Bundesliga.

Tim nahm an mehreren TV-Shows teil, z.B. *Schlag den Star*, *TV total Turmspringen* und *TV total Wok WM*. Er war u. a. auf dem Titel des *Stern* und des *Playboy* (anlässlich des 40. Geburtstags des Magazins).

Im Sommer 2016 kehrte Tim mit seiner Familie nach München zurück, die Heimatstadt seiner Frau Alina. Hier baute er ein Trainingsstudio für Leistungssportler auf.

Aus seiner ersten Ehe hat Tim Lobinger zwei Kinder: Fee (1995) und Tyger (1999). Mit seiner jetzigen Frau Alina hat er Sohn Okkert (2015).

Am 3. März 2017 wurde bei Tim Leukämie diagnostiziert. Mitte Mai 2017 entschloss er sich, mit seiner Krankheit an die Öffentlichkeit zu gehen.